Professionalisierung in der zahnmedizinischen Fortbildung

Europäische Hochschulschriften
Publications Universitaires Européennes
European University Studies

Reihe XI
Pädagogik

Série XI Series XI
Pédagogie
Education

Bd./Vol. 899

PETER LANG
Frankfurt am Main · Berlin · Bern · Bruxelles · New York · Oxford · Wien

Ulrike Schmid

Professionalisierung in der zahnmedizinischen Fortbildung

Eine empirische Untersuchung des *Initiativkreis Umfassende Zahnerhaltung IUZ*

PETER LANG
Europäischer Verlag der Wissenschaften

Bibliografische Information Der Deutschen Bibliothek
Die Deutsche Bibliothek verzeichnet diese Publikation in der Deutschen Nationalbibliografie; detaillierte bibliografische Daten sind im Internet über <http://dnb.ddb.de> abrufbar.

Zugl.: Duisburg, Univ., Diss., 2003

D 464
ISSN 0531-7398
ISBN 3-631-52078-6

www.peterlang.de

Vorbemerkung

In der Zahnmedizin gehört die regelmäßige Fortbildung zur Auffrischung des fachlichen Wissens und zum Training der Fertigkeiten gemäß §2 der Berufsordnungen zu den grundlegenden Pflichten des Berufsstandes. Diese Aufgabe ist in unserer Wissensgesellschaft von zentraler Bedeutung, denn durch ständige weltweite Forschungen und Weiterentwicklungen in Theorie und Praxis wir die Halbwertzeit des einmal erworbenen Wissens immer kürzer. Im Verlauf eines 35-40 Jahre dauernden Berufslebens ist es deshalb unumgänglich immer wieder dazuzulernen, um die berufliche Leistungsfähigkeit zu sichern und das Qualitätsniveau in der täglichen Praxis zu wahren und auszubauen.

Die Fortbildungsmöglichkeiten für Zahnmediziner reichen vom Studium der Fachzeitschriften über den Besuch von Messen und Ausstellungen bis hin zur institutionalisierten Fortbildung. Die Anbieter sind zahlreich und die Themenpalette ist weit gespannt. Zur Angebotsstruktur, Transparenz und Akzeptanz der vorhandenen Möglichkeiten und vor allem zur Nutzung, Effektivität und Alltagsrelevanz von zahnärztlicher Fortbildung gibt es allerdings nur wenige, meist punktuelle Analysen. Insbesondere pädagogische Untersuchungen dieses in erster Linie unter berufsfachlichen Gesichtspunkten organisierten Bildungsbereichs lassen auf sich warten. Doch gerade, wenn es darum geht, ein hohes Qualitätsniveau in der Praxis zu etablieren, ist es erforderlich, in den unterschiedlichen Leistungsbereichen des breiten zahnärztlichen Tätigkeitsgebiets auf eine professionelle Gestaltung der Fortbildung hinzuwirken.

Mit der Untersuchung des **I**nitiativkreis **U**mfassende **Z**ahnerhaltung (IUZ) greift dieser Diskurs zum einen die Frage nach der Gestaltung und Wirkung eines mit Blick auf die Thematik und die Teilnehmergruppe bewusst sehr breit angelegten zweijährigen Fortbildungszyklus auf. Zum anderen soll er durch die Reflexion der Fortbildungsgestaltung die Erfordernisse und Möglichkeiten, aber auch die Grenzen einer professionellen zahnärztlichen Fortbildung vor dem Hintergrund erwachsenenpädagogischer und qualitätsorientierter Erkenntnisse beleuchten und Entwicklungsmöglichkeiten und Perspektiven aufzeigen.

Die hier vorgelegte Untersuchung der Fortbildungspraxis beruht auf einer schriftlichen Teilnehmerbefragung in Zusammenarbeit mit dem Karl-Häupl-Institut, dem Fortbildungsinstitut der Zahnärztekammer Nordrhein.

Mein Dank gilt den Mitarbeiterinnen und Mitarbeitern des Karl-Häupl-Instituts, sowie Dr. Peter Dierks für ihre offene und anregende Unterstützung.

Ganz besonders danke ich Dr. Joachim Schulz-Bongert, der mir mit seinen Erfahrungen aus einem vielseitigen und nachhaltigen Berufsleben als engagierter Zahnarzt zur Verfügung stand und Rosa Schmid für ihren orthografischen Sachverstand.

Ich danke jedoch vor allem Prof. Dr. Rolf Dobischat und Dr. Karl Düsseldorff, die mir durch ihre Anregungen und Kritik viele interessante und wertvolle Impulse für die Erstellung dieser Arbeit geben konnten.

Ulrike Schmid September 2003

Inhaltsverzeichnis

1. Fragestellung und Untersuchungsdesign

Die heute zu beobachtenden gesellschaftlichen und technologischen Entwicklungen erfordern von jedem Berufstätigen eine deutliche Ausweitung seiner Bildungs- und Weiterbildungsanstrengungen zur Sicherung der beruflichen Existenz. Dadurch gewinnt der Bildungssektor der beruflichen Weiterbildung an Bedeutung und Vielfalt, aber auch an grundlegenden Problemstellungen, mit denen sich die Erziehungswissenschaften auseinandersetzen müssen.

Im Mittelpunkt solcher Studien stehen häufig Aspekte der betrieblichen Weiterbildung, da die meisten Weiterbildungsaktivitäten im betrieblichen Umfeld stattfinden, aber auch Aspekte der öffentlich geförderten Weiterbildung und der Umschulungen.

Weniger Beachtung findet die berufliche Weiterbildung der Selbständigen, insbesondere der Freiberufler, obwohl dieser Personenkreis in besonderer Weise zur Fortbildung verpflichtet ist, sei es durch rechtliche oder ethische Regeln, die z.B. in den Berufsordnungen der Mediziner festgeschrieben sind oder durch die für das wirtschaftliche Überleben verpflichtende Notwendigkeit zu einem angemessenen, persönlichen und unternehmensbezognen Qualitätsniveau, das durch entsprechende Fortbildungen gesichert werden muss. Ein niveauvoller fachlicher Output wie auch die erfolgreiche Führung der eigenen Unternehmung erfordern die stetige Anpassung und Ausweitung der berufsbezogenen Kenntnisse und Fähigkeiten durch die Auseinandersetzung mit bewährten und neuen Entwicklungen und Erkenntnissen.

Insbesondere im Bereich der Zahnmedizin, mit dem sich die im Folgenden vorzustellende Untersuchung näher beschäftigt, gibt es nur sehr wenige Arbeiten, die sich mit den Gegebenheiten und Möglichkeiten der Fortbildung auseinandersetzen. Die Bundeszahnärztekammer initiierte 1989 und 1993 eine Erhebung zu Ausmaß, Struktur, Inhalt und Nutzung der bestehenden Fortbildungsangebote, wobei jedoch das Fortbildungsverhalten der Zahnärzte weniger beachtet wurde (Bergmann-Krauss, 1994). 1991, 1998 und 2001 beschäftigten sich Untersuchungen der Zahnärztekammern in Hessen und Mecklenburg-Vorpommern mit dem Umfang der Fortbildungsaktivitäten sowie den Fortbildungsmodalitäten und -wünschen dort tätiger Zahnärzte (Schönefeld 1991, Zahnärztekammer Hessen 1999, Bundeszahnärztekammer 2002).

Das vorliegende Datenmaterial gibt eher punktuelle, auf spezielle Fragestellungen bezogene Auskünfte. Das weitere Forschungsinteresse richtet sich nun darauf, weiter gehende Erkenntnisse über die zahnärztliche Fortbildung gewinnen und nutzen zu können, was durch die Untersuchung eines besonders breit angelegten Projekts der zahnärztlichen Fortbildung angegangen wird.

Das Erkenntnisinteresse zielt allerdings nicht darauf ab, Regeln und Standards zu entwickeln, die die zahnärztliche Fortbildung optimieren und ihre Qualität sichern können. Ein solcher Denkansatz muss in der Pädagogik verworfen werden.

So zeigt die Qualitätsdebatte in der Erwachsenenbildung/Weiterbildung (Kapitel 6.2), dass eine übergreifende Festschreibung und Normierung von Qualität und Qualitätsbedingungen für pädagogische Prozesse insgesamt ungeeignet ist. Im Gegensatz zur industriellen Fertigung ist das Fortbildungsgeschehen ein komplexer Prozess, an dem viele Individuen mit unterschiedlichen Interessen beteiligt sind. Fortbildungsergebnisse sind keine klar definierbaren Endprodukte, sie umfassen immer auch die individuelle Konstitution der handelnden Persönlichkeiten, Aneignungsprozesse, Lernbedingungen u.v.a. und sie wirken ausgesprochen vielschichtig auf die beruflichen Erkenntnisse sowie auf die persönliche Entwicklung und Wertschätzung.

Die Übersicht und Einflussnahme auf ein solches Geschehen erfordert sehr viel mehr als Standards bieten können. Qualitätsorientierte Weiterbildungseinrichtungen müssen ihre eigenen Qualitätsvorstellungen entwickeln und mit Leben erfüllen. Ihre Kontrolle und Weiterentwicklung erfordert einen funktionierenden Kreislauf aus ständiger Beobachtung, systematischer Reflexion des Geschehens und aus der Umsetzung der daraus resultierenden Veränderungserfordernisse. Außerdem erfordert ein solches Konzept Mitarbeiter, deren Identifikation und Professionalität die selbstverständliche Umsetzung und Weiterentwicklung des qualitätsbezogenen Handelns erlaubt.

Die Auseinandersetzung mit den verschiedenen Aspekten zahnärztlicher Fortbildung anhand der empirischen Studie bei gleichzeitiger Rückbesinnung auf pädagogische Grundlagen zielt darauf, den Verantwortlichen dieses Fortbildungsbereichs Erkenntnisse und Hintergründe für ihr professionelles Handeln zur Verfügung zu stellen und sie zu maßgeschneiderter Qualitätsentwicklung anzuregen. Dem nicht unmittelbar mit Fortbildung befassten Entscheidungsträger geben die Ausführungen einen Einblick in die Vielschichtigkeit des Fortbildungsgeschehens und seiner Qualität.

1.1 Fragestellung

Der Initiativkreis Umfassende Zahnerhaltung (IUZ) ist ein mehr als zwei Jahre dauernder Fortbildungszyklus, der am Fortbildungsinstitut der Zahnärztekammer Nordrhein 1990 erstmals als Pilotprojekt gestartet wurde.

Mit dem IUZ wurde ein ungewöhnliches Fortbildungskonzept entwickelt, das durch das Zusammenspiel spezieller Zielsetzungs- und Durchführungsaspekte geprägt ist.

Die Intention dieser Maßnahme ist in besonderer Weise berufspolitisch motiviert. Sie zielt darauf ab, eine Steigerung des Qualitätsniveaus und damit auch der ökonomischen Erfolgschancen für eine möglichst große Zahl von Zahnärzten zu ermöglichen. Das soll durch eine Fortbildungsreihe mit essenziellen Präsentationen fachlich renommierter Referenten zu allen Themengebieten der zahnärztlichen Profession erreicht werden. Bezugnehmend auf diese konzeptionellen Rahmenbedingungen sollen hier die letztlich erzielten Wirkungen aus Sicht der Teilnehmer untersucht werden. Die aus dem Projekt resultierenden Erkenntnisse und Erfahrungen zu Strukturen, Motiven und Verhaltensweisen der teilnehmenden Zahnärzte und zu den Erfordernissen für eine effektive Gestaltung von Fortbildungen sollen transparent gemacht und für die Konzeption künftiger Maßnahmen genutzt werden.

Es soll herausgearbeitet werden, ob die Konzeption und Durchführung des IUZ als breit angelegte Qualifizierungsmaßnahme tatsächlich greift, indem sie den Ausbau der Kenntnisse und Fähigkeiten in diesem großen Teilnehmerkreis praxisnah, umfassend und nachhaltig ermöglicht.

Weiter ist zu klären, ob der IUZ der ihm zugedachten Rolle als Impulsgeber für weitergehende Fortbildungen zum Ausbau eines hohen zahnmedizinischen Qualitätsniveaus gerecht wird, das sich in der zahnärztlichen Praxis niederschlägt, d.h. ob er Verhaltensänderungen und konzeptionelle oder strukturelle Umorientierungen auf Seiten der teilnehmenden Zahnärzte zur Sicherung dieses Anspruchs bewirkt.

Damit ergeben sich folgende zentrale Aufgaben.

- ⇨ Standortbestimmung der zahnärztlichen Fortbildung in ihrer historischen, ethischen, rechtlichen und politischen Dimension zur Verdeutlichung von Hintergründen, die das Handeln von Fortbildungsveranstaltern und -teilnehmern beeinflussen (Kapitel 2)
- ⇨ Darlegung des Forschungsstands zur zahnärztlichen Fortbildung (Kapitel 3)
- ⇨ Erläuterung der für den IUZ relevanten gesundheitspolitischen Hintergründe (Kapitel 4)
- ⇨ Erörterung der konzeptionellen und organisatorischen Rahmenbedingungen für den IUZ (Kapitel 5)
- ⇨ Erarbeitung wesentlicher Aspekte für die Professionalität in der institutionellen Weiterbildung, die für eine empirische evaluatorische Untersuchung des IUZ als Bildungsmaßnahme in der institutionellen Erwachsenenbildung herangezogen werden müssen. (Kapitel 6)

⇨ Konzeption der eigenen Untersuchung (Kapitel 7)

⇨ Auswertung der Befragungsergebnisse im Hinblick auf die im weiteren festgehaltenen Fragestellungen und auf die in Kapitel 7 aufgestellten Wirkungshypothesen (Kapitel 8)

Es wird – unter Betrachtung verschiedener Teilnehmergruppen – analysiert, inwieweit die angestrebten Ziele erreicht werden konnten.

- Konnte der IUZ den Teilnehmern den gewünschten aktuellen Überblick über die Palette der zahnärztlichen Themengebiete geben und ihnen ein umfassendes zahnärztliches Konzept vermitteln?
- Konnten die IUZ-Teilnehmer zu einem Ausbau oder zu Veränderungen ihrer Fortbildungsaktivitäten motiviert werden?
- Konnten die Erkenntnisse aus der IUZ-Teilnahme zu einem geänderten Qualitätsdenken und -handeln beitragen?

Es wird untersucht, was die Zahnärzte dazu bewogen hat, Geld und Zeit in diese Fortbildungsreihe zu investieren, inwieweit eine Annäherung an die individuellen Zielvorstellungen und Erwartungen möglich war und welchen individuellen Nutzen die Teilnehmer für sich verzeichnen konnten.

- Inwiefern konnten die IUZ-Teilnehmer ihre Kenntnisse und Fähigkeiten verbessern?
- Konnte der IUZ durch den Ausbau von Kompetenzen auch zu einem Nutzen für die Persönlichkeitsentwicklung beitragen?
- In welchem Ausmaß konnten die Teilnehmer ökonomisch profitieren?
- Welchen sozialen Nutzen konnten sie etwa durch die Verbesserung ihres Ansehens davontragen?

Für die Nachhaltigkeit der Fortbildungsmaßnahme ist es schließlich wesentlich dem Transfer des erworbenen Know-hows in die Praxis nachzugehen.

- In welchem Ausmaß konnten die Erkenntnisse aus dem IUZ in den Praxisalltag umgesetzt werden?
- Führten die Erkenntnisse aus dem IUZ zu Qualitätsveränderungen im Praxisalltag?
- Welche Hindernisse standen der Umsetzung neuer Erkenntnisse entgegen?

Die Durchführung des IUZ wird u.a. von einem hohen Ausbildungsniveau der Teilnehmer, einer Vielzahl von nicht aufeinander aufbauenden, wohl aber aufeinander abgestimmten Veranstaltungen, dem Arbeiten in Großgruppen und einer Vielzahl vortragender Fach-Dozenten geprägt. Unter Berücksichtigung dieser speziellen Merkmale werden auch die verschiedenen Komponenten der IUZ-Konzeption und -Durchführung und ihre Wirkung auf die Fortbildungsergebnisse in die Untersuchung mit einbezogen.

⇨ Einordnung der Untersuchungsergebnisse und Aufzeigen von Perspektiven für die weitere Professionalisierung zahnärztlicher Fortbildung (Kapitel 9)

1.2 Untersuchungsdesign

Der IUZ ist ein komplexes und zugleich breit angelegtes Fortbildungsangebot, dass sich mit einer umfangreichen Themenpalette und zahlreichen Dozenten über eine Veranstaltungsdauer von etwas mehr als zwei Jahren erstreckt. Insofern muss der IUZ als ein Programm verstanden werden, dass sich in Umfang und Komplexität von sonst üblichen Kursen abhebt.

Die Bewertung seines Erfolgs oder Misserfolgs und die fundierte Ableitung von Schlussfolgerungen für zukünftige Fortbildungsprojekte erfolgt im Rahmen einer summativen Evaluationsstudie, die die verschiedenen Aspekte der Maßnahme anspricht und in der zuvor formulierte Wirkungshypothesen überprüft werden. Während curriculare Entwicklungsprozesse nicht thematisiert werden, steht die Beurteilung des Fortbildungsprodukts IUZ im Hinblick auf die durch den IUZ zur Verfügung gestellten Möglichkeiten und ihre Wirkung im Mittelpunkt.

Neben der Analyse der Rahmenbedingungen, die zur Initiierung des Fortbildungszyklus geführt haben, stützt sich die Untersuchung auf die individuellen Beobachtungen und Einschätzungen der Teilnehmer zu den organisatorischen Rahmenbedingungen, ihren persönlichen Zielvorstellungen und Erwartungen, zu Themenauswahl, Präsentation, Fortbildungsnutzen, Umsetzung der Erkenntnisse in die Praxis, zu den eigenen Fortbildungsaktivitäten u.a.. Diese empirisch festzustellenden Sachverhalte werden den beabsichtigten/vermuteten Wirkungen des IUZ gegenübergestellt.

Aufgrund des breiten Teilnehmerspektrums, in dem sich Zahnärzte in unterschiedlichen beruflichen Ausgangssituationen zusammenfinden, sollen die empirischen Ergebnisse verschiedener Teilnehmerkreise differenziert betrachtet werden, so dass gruppenspezifische Besonderheiten herausgearbeitet werden können.

1.3 Untersuchungsmethode

Für die Untersuchung der Fragestellungen sind die individuellen Einschätzungen der IUZ-Teilnehmer maßgeblich, die nur im Rahmen einer Befragung ermittelt werden können.

Diese Personengruppe ist hinsichtlich ihres beruflichen Anliegens sehr homogen und bei den Teilnehmern ist nicht von sprachlichen Schwierigkeiten auszugehen. Unter diesen Bedingungen und mit Blick auf die gegebene Möglichkeit, alle noch auffindbaren Teilnehmer (ca.1077) in die Untersuchung einzubeziehen, ist eine schriftliche Befragung dem mündlichen Interview vorzuziehen. Durch die Wahl der schriftlichen standardisierten Befragung wird zwar die Zahl alternativer Antwortmöglichkeiten und Antwortgewichtungen eingeschränkt, so dass auf eine größere Antwortvielfalt und die Schilderung von Zusammenhängen verzichtet werden muss, wie sie sich aus persönlichen Interviews ergeben. Die schriftliche Befragung ermöglicht jedoch die Einbeziehung aller potentiellen Informanten bei einem wesentlich überschaubareren Aufwand hinsichtlich der Erhebung und Auswertung der Daten.

Die vorgegebenen Fragekonstruktionen mit den entsprechenden Antwortmöglichkeiten wurden in einem Pretest durch neun Probanten aus der Adressatengruppe vorgetestet, um ihre Anmerkungen und Anregungen hinsichtlich möglicher Verständnisschwierigkeiten und zur Vollständigkeit der Fragen in die endgültige Gestaltung der Befragung einbeziehen zu können.

2. Entwicklung und Grundlagen der zahnärztlichen Fortbildung

Das Fortbildungssystem und das Fortbildungsverhalten der Zahnärzte in Deutschland geht auf Ereignisse und Entwicklungen in der jüngeren Geschichte zurück. Diese Einflüsse bestimmen die Strukturen und die Weiterentwicklung der zahnärztlichen Fortbildung bis heute.

2.1 Geschichte der zahnmedizinischen Aus- und Fortbildung

Die Anerkennung der zahnärztlichen Profession als eigenständiges Fach ließ in Deutschland lange auf sich warten. Während der Doktortitel in den USA bereits seit 1841 erworben werden konnte und die akademische Ausbildung von Zahnärzten wie auch die staatliche Regelung ihrer Berufsausübung in den angelsächsischen Ländern bereits in der zweiten Hälfte des 19. Jahrhunderts festgelegt wurde, erlangten die Zahnärzte in Deutschland als letzte Disziplin der Heilberufe erst zu Beginn des 20. Jahrhunderts die volle Integration in die medizinische Fakultät. Die Möglichkeit einer Promotion zum Dr. med. dent. besteht erst seit 1919 und das Habilitationsrecht wurde erst 1923 erteilt. (vgl. Althoff 1971, Kuhlmann 1996)

Zur Versorgung der Gesamtbevölkerung reichte die Zahl der Zahnärzte jedoch lange nicht aus. So agierten neben den akademisch ausgebildeten Zahnmedizinern zahlreiche mehr oder weniger qualifizierte Zahnbehandler. Das waren speziell ausgebildete sogenannte Dentisten, aber vor allem Angehörige des Barbiergewerbes und anderer verwandter Berufsgruppen.

Erst das Zahnheilkundegesetz von 1952 definierte eindeutige Berufsbezeichnungen für Zahnärzte, Dentisten und Zahntechniker und legte die akademische Ausbildung als ausschließliche Ausbildungsvoraussetzung für die zahnmedizinische Profession fest. Es galt nun die vorhandenen Dentisten in die Reihen der Zahnärzte zu integrieren und insgesamt den Anschluss an die internationale zahnmedizinische Entwicklung zu finden, denn die vor dem zweiten Weltkrieg erworbene internationale Anerkennung war infolge des Krieges verlorengegangen. Die Aufarbeitung der entstandenen Defizite hinsichtlich Reputation und Professionalität ist bis heute nicht abgeschlossen.

Anhand der Entwicklung des Berufsstandes lassen sich auch die wissenschaftlich, ökonomisch und standespolitisch motivierten Fortbildungsbestrebungen verdeutlichen.

Als erste Fachzeitschriften erschienen bereits 1846 „Der Zahnarzt – das Neueste und Wissenswürdigste des In- und Auslandes über Zahnheilkunde“ und 1861 die „Deutsche Vierteljahreszeitschrift für Zahnheilkunde“, die ab 1872 verschmolzen.

Diese Veröffentlichungen hingen eng mit der Gründung lokaler Vereine zusammen, die sich den Austausch praktischer Erfahrungen und neuester wissenschaftlicher Erkenntnisse im Kollegenkreis zur Aufgabe machten. Hier gaben wissenschaftlich tätige Zahnärzte ihre Forschungsergebnisse in Vorträgen oder Demonstrationen an andere Kollegen weiter. (vgl. Alt 1983) Erste Vereine entstanden von der Mitte des 19.Jahrhunderts an in Berlin, Hamburg, Leipzig und Dresden. Damit wurden erstmals Rahmenbedingungen geschaffen, die eine organisierte zahnärztliche Fortbildung ermöglichten.

Die Gründung des „Central-Vereins deutscher Zahnärzte“ berührte die lokalen Fortbildungsbestrebungen kaum. Der Central-Verein engagierte sich für die wissenschaftliche Entwicklung und die nationale wie internationale Reputation der deutschen Zahnmedizin, indem er unter anderem für die umfassende, streng wissenschaftliche Veröffentlichung originärer nationaler, aber auch internationaler Forschungsergebnisse in der „Vierteljahreszeitschrift“, dem Organ des Central-Vereins sorgte. Hier wie in den Nachfolgeblättern bis hin zur „Deutschen Zahnärztlichen Zeitschrift“ der „Deutschen Gesellschaft für Zahn-, Mund- und Kieferheilkunde“ (als Nachfolgeorganisation des Zentralvereins) und in den Organen der im Laufe der Zeit gegründeten wissenschaftlichen Gesellschaften zu Prothetik und Werkstoffkunde, zu Paradontoseforschung usw., stand der fachwissenschaftliche Anspruch der Beiträge immer im Vordergrund.

Neben den monatlich und vierteljährlich herausgegebenen Veröffentlichungen der zahnärztlichen Organisationen erschienen bereits zur Wende des 19. Jahrhunderts zahlreiche Wochenzeitschriften mit großem Inserateanhang und unterhaltsameren Inhalten. (vgl. Althoff 1971) Der Markt für derartige, eher kommerziell angelegte Schriften entwickelte sich mit der steigenden Zahl der Zahnärzte und hat vor allem in den letzten Jahrzehnten immer neue Produkte mit mehr oder weniger wissenschaftlich fundierten Beiträgen zur Zahnmedizin hervorgebracht.

Als weiteres Fortbildungsmedium mit einer allerdings nur kurzen Geschichte sei an dieser Stelle auf den zahnärztlichen Rundfunk der deutschen Welle hingewiesen, der nach dem Vorbild des ärztlichen Rundfunks von 1926 bis 1932 neben Beiträgen zur Vorbeugung von Zahn- und Munderkrankungen für die breite

Bevölkerung auch regelmäßige und systematische wissenschaftliche Vorträge für Zahnärzte auf Sonderfrequenzen übertrug. (vgl. Alt 1983)

Aufgrund der raschen Entwicklung des zahnmedizinischen Wissens traten immer häufiger Ausbildungsdefizite zutage, die durch die von den Lokal- und Provinzialvereinen organisierten Fortbildungen allein nicht ausgeglichen werden konnten. Daraufhin regten der Vorsitzende des Central-Vereins Dayton und Geheimrat Kirchner aus dem preußischen Ministerium des Innern 1902 die Durchführung öffentlicher zahnärztlicher Fortbildung nach dem Vorbild der bereits angelaufenen ärztlichen Fortbildungskurse an, um den Zahnärzten die Möglichkeit zu geben, die durch den fachlichen Fortschritt entstandenen Lücken ohne Unterbrechung der beruflichen Tätigkeit zu schließen. (vgl. Alt 1983, Althoff 1971)

1910 beschloss der Central-Verein explizit für seine Mitglieder die Durchführung eigener Demonstrations- und Fortbildungskurse im Anschluss an seine Jahresversammlung, die sehr großen Zuspruch fanden.

1914 wurde in Berlin das „Zahnärztehaus“ eingeweiht, das erstmals speziell ausgerüstete Fortbildungsräume zur Verfügung stellen konnte. In dieser Zeit entstanden auch die ersten Kliniken, an denen Aus- und Weiterbildung für Zahnmediziner möglich war, aber auch auf privater Ebene waren Praktiker bereit, ihr Wissen und Können in Kursen weiterzugeben.

Der Erste Weltkrieg und die Inflation brachten schwierige Zeiten, doch schließlich kam die Fortbildung wieder in Gang. Der wissenschaftlich orientierte Zentralverein (Zusammenschluss von Central-Verein und Vereinsbund, später „Deutsche Gesellschaft für Zahn- und Kieferheilkunde“) und der „Reichsbund der deutschen Zahnärzte“, der seit 1924 die wirtschaftlichen Interessen der Zahnärzte vertrat, verständigten sich im Bemühen um eine zentrale Fortbildungsbetreuung mit allgemein gültigen Richtlinien 1929 auf die Gründung eines gemeinsamen Fortbildungsausschusses. 1930 fanden sich im „Reichsausschuss für zahnärztliche Fortbildung“ neben Vertretern dieser Organisationen auch Vertreter der Universitäten (Dozenten) und Kammern zusammen, um sich für eine Vereinheitlichung der zahnärztlichen Fortbildung einzusetzen.

Mit der Machtübernahme durch die Nationalsozialisten wurden die bisherigen Strukturen nach und nach außer Kraft gesetzt. Die freie Fortbildung kam zum Erliegen. Von 1934 an fanden nur noch Pflicht- bzw. Zwangsfortbildungen statt, die von der „Akademie für zahnärztliche Fortbildung“ ausgingen. Die wissenschaftliche Entwicklung des Faches brach ein und der Krieg verursachte große Ausbildungsdefizite. Diese Lähmung verschwand erst mit der Neukonstitution der zahnärztlichen Organisationen, die die Fortbildung vor allem lokal und regional mit großer Tatkraft wiederbelebten. (vgl. Brinkmann, 1971)

Die Planung und Organisation geeigneter Maßnahmen wurde zu einem großen Teil von den regionalen Zahnärztekammern übernommen und mit der Eingliederung der Dentisten wurde das Fortbildungswesen 1953 auch per Gesetz an die Kammern verwiesen. Eine zentrale bundesweite Organisation konnte sich nicht mehr etablieren. Die wiederbelebte „Deutsche Gesellschaft für Zahn-Mund- und Kieferheilkunde“ hatte zunächst nur noch beratende Funktion.

2.2 Zahnärztliche Fortbildung der Gegenwart

2.2.1 Rechtsgrundlagen

Jeder praktizierende Zahnarzt ist in Deutschland nach dem Heilberufsgesetz der Bundesländer zur beruflichen Fortbildung verpflichtet. Die Einzelheiten dazu sind in den von den regional zuständigen Zahnärztekammern erlassenen Berufsordnungen geregelt.

Während die Ausbildung zu einem zahnärztlichen Facharzt für die Fachgebiete Kieferorthopädie, Oralchirurgie, Parodontologie (nur in Westfalen-Lippe) oder öffentliches Gesundheitswesen durch eine mindestens dreijährige und in hauptberuflicher Stellung zu absolvierende berufliche Weiterbildung ermöglicht wird, liegt die Zielsetzung der vorwiegend nebenberuflichen zahnärztlichen Fortbildung darin, „...die beruflichen Kenntnisse dem jeweiligen Stand der zahnmedizinischen Wissenschaft anzupassen“ (§2(1) der Berufsordnung der Zahnärztekammer Nordrhein, entspr. §2(1) aller anderen zahnärztlichen Berufsordnungen in Deutschland). Sie ist darauf gerichtet alle Bildungsmaßnahmen zu ermöglichen, die dem Mediziner helfen, die Qualität der Betreuung für seine Patienten aufrechtzuerhalten und weiterzuentwickeln.

2.2.2 Strukturen zahnärztlicher Fortbildung in der Gegenwart

In Zeiten vielfältiger und einschneidender Veränderungen z.B. der Praxisstrukturen – vom Ein-Mann-Betrieb in den 60er Jahren zum Praxis-Team in einer EDV-gestützten Termin-Praxis – oder durch die Entwicklung neuer Erkenntnisse und Verfahren in der Endodontie, der Implantologie, der Parodontologie, der Prophylaxe oder der Kariologie, aber auch durch die Erweiterung der prothetischen Indikation entstanden in den letzten Jahrzehnten verschiedenste Fortbildungsbedürfnisse, für die unterschiedliche Fortbildungsmaßnahmen konzipiert und angeboten wurden und werden.

In Fortführung der traditionellen Fortbildungsstrukturen wird zahnärztliche Fortbildung zum einen durch Vorträge und Meinungsaustausch in lokalen Gruppierungen wie den Zahnärztestammtischen getragen. Hinzu kommen Veranstaltungen regionaler Zirkel oder Interessengemeinschaften und der ständischen Bezirksvertretungen.

Eine wichtige Fortbildungsinstanz sind die zahnärztlichen Institute, die den Zahnärzten mit einem umfassenden, strukturierten Kursprogramm, Arbeitsgruppen, Vorträgen und Kongressen zur Verfügung stehen. Sie entstanden vorwiegend in den 70er Jahren und wurden entsprechend der steigenden Zahl der Zahnärzte und gemäß dem Fortbildungsauftrag der Kammern vor allem von den Landeszahnärztekammern als offene Fortbildungsstätten gegründet. Die Deutsche Gesellschaft für Zahn-, Mund- und Kieferheilkunde gründete 1974 die „Akademie Praxis und Wissenschaft", die mit ihren Fortbildungsangeboten alle zahnärztlichen Gebiete abdeckt und auch in Zusammenarbeit mit den wissenschaftlichen Gesellschaften unterschiedlicher Fachgebiete spezielle Kursfolgen zur Wissensauffrischung und zur postuniversitären Qualifizierung anbietet.

Weitere Fortbildungsmöglichkeiten bestehen durch die Teilnahme an regelmäßigen Jahrestagungen, Kongressen, Kursen und Vorträgen der verschiedenen selbständigen wissenschaftlichen Gesellschaften, der Universitäten und der Berufsverbände. Aber auch die Industrie, der Dentalhandel und die Dentaldepots sowie unterschiedlichste private Träger sind mit zahlreichen Angeboten von „Ein-Mann/Frau-Veranstaltungen bis zu großen privaten Fortbildungsinstituten" (vgl. Bergmann-Krauss, 1994) am Fortbildungsmarkt vertreten.

Neben diesen meist kostenpflichtigen und z.T. sehr kostenintensiven organisierten Fortbildungen kann der Zahnarzt zur Erweiterung seiner Kenntnisse und Fähigkeiten auf eine Vielzahl von Veröffentlichungen zurückgreifen. Die Flut von Druckerzeugnissen, elektronisch abrufbaren Informationen und das umfangreiche Angebot organisierter Fortbildung unterschiedlicher Anbieter erfordert von den üblicherweise auf nahezu allen zahnärztlichen Berufsfeldern tätigen Generalisten allerdings auch gute Kenntnisse des Fortbildungsmarktes, um zielsicher und effizient die richtigen Erkenntnisse in der gewünschten Qualität zu gewinnen.

3. Forschungsstand zur zahnärztlichen Fortbildung

3.1 Fragestellungen zur zahnärztlichen Fortbildung

Zur Kompensation möglicher Ausbildungslücken sowie zur Aktualisierung ihrer Kenntnisse und Fähigkeiten bei Neu- und Weiterentwicklungen im Berufsfeld steht den Zahnärzten ein breites Fortbildungsangebot zur Verfügung.

Die zahnärztliche Fortbildung dient jedoch nicht nur individuellen Zielen. Die Wissenserweiterung und -komplettierung zur optimalen Berufsausübung der Zahnärzte ist auch ein Anliegen der allgemeinen Gesundheitsfürsorge. Daraus ergeben sich unterschiedliche Forschungsanliegen.

Zum einen richtet sich das Interesse auf das *Fortbildungsangebot.* Hier erschwert die breite Palette unterschiedlichster Fortbildungsmöglichkeiten die Markttransparenz. So ergeben sich Fragen

- zu Fortbildungsanbietern,
- zum Themenspektrum,
- zu Fortbildungsformen und -zertifikaten und nicht zuletzt
- zur Fortbildungsqualität.

Die Antworten sind für die effektive Nutzung des Angebots durch die angesprochenen Zahnärzte von großer Bedeutung.

Zum anderen ist das *Fortbildungsverhalten* der Zahnärzte ein wichtiges Forschungsfeld. Hier interessiert

- ob und in welchem Umfang Zahnärzte ihrer Fortbildungsverpflichtung nachkommen
- welche Beweggründe für Auswahl von und Teilnahme an Fortbildungen eine Rolle spielen
- Art, Ausmaß und Rahmenbedingungen für einen erfolgreichen Transfer der Fortbildungserkenntnisse in den Praxisalltag
- die Wirkung von Fortbildung auf die berufliche und persönliche Situation des Zahnarztes

Die Auseinandersetzung mit diesen Fragen zielt darauf ab, die Markttransparenz deutlich zu erhöhen und das Fortbildungsangebot bedarfsgerecht zu optimieren, um den Zahnärzten die Auswahl und den Zugang zu den inhaltlich und methodisch passenden und relevanten Maßnahmen zu erleichtern, so dass die Vermittlung von Wissen und Fähigkeiten und ihr Transfer in den beruflichen Alltag möglichst effektiv erfolgen können. Sie ist zudem ein wesentlicher Parameter für die anhaltende Diskussion um die Notwendigkeit gesetzlich vorgeschriebener Pflichtfortbildung für Zahnärzte.

Letztlich tragen fundierte Antworten dazu bei, sowohl die berufliche Leistungsfähigkeit des einzelnen Zahnarztes wie auch die allgemeine, zahnmedizinische Betreuung und Versorgung der Menschen auf breiter Ebene positiv zu beeinflussen.

3.2 Relevante Untersuchungen zur zahnärztlichen Fortbildung

Die Untersuchung des Fortbildungsangebots wie des Fortbildungsverhaltens beschränkt sich in den letzten Jahren auf wenige Arbeiten.

Bereits in den 80er Jahren erschienen zwei Dissertationen zur zahnärztlichen Fortbildung und seit 1990 wurden verschiedene Erhebungen durchgeführt, die von der Bundeszahnärztekammer bzw. den Landeszahnärztekammern in Hessen und Mecklenburg-Vorpommern initiiert wurden.

Die 1983 veröffentlichte Arbeit (Kasper 1983) beschäftigt sich mit dem Vergleich der Fortbildungsprogramme, Veranstaltungsformen und Kosten der den Zahnärztekammern angeschlossenen Fortbildungsinstitute in Bayern, Baden-Württemberg und Nordrhein sowie kommerzieller Institute in München und Lübeck. Zudem stellt sie die Daten einer Erhebung vor, in der alle bayrischen Zahnärzte, die zwischen 1974 und 1982 Veranstaltungen der bayrischen Akademie für zahnärztliche Fortbildung besucht hatten, mit einem standardisierten Fragebogen zu ihrem Fortbildungsverhalten befragt wurden. Dabei standen Fragen zu den Schwerpunkten der Praxistätigkeit, zum Fortbildungsinteresse, der bevorzugten Fortbildungsform sowie zum Anteil der Fortbildungen bei der Akademie der bayrischen Zahnärztekammer im Vordergrund.

1989 wurde eine Dissertation zum Fortbildungsverhalten der Berliner Zahnärzteschaft zwischen 1982 und 1989 veröffentlicht (Engels 1989). Sie beruht auf Erhebungen unter den Fortbildungsteilnehmern des Philipp-Pfaff-Instituts der Zahnärztekammer Berlin und war vorrangig auf die Beurteilung der Fortbildungen dieses Instituts ausgerichtet. Sie fragt nach der Akzeptanz des Fortbildungsinstituts und der Nutzung seines Fortbildungsprogramms durch die Zahnärzte, behandelt aber auch die Vorstellungen und Bedürfnisse im Hinblick auf die Rahmenbedingungen effektiver Institutsfortbildungen.

Als Ergebnisbeitrag für die grundsätzlichen Fragestellungen zur zahnärztlichen Fortbildung ist festzuhalten, dass die Teilnehmer bereits 1983 ein hohes Fortbildungsengagement zeigten. So gaben mehr als 75% der Befragten an, dass sie sich regelmäßig fortbildeten und zwar zu 92,72% in institutionalisierten Fortbildungskursen. Bei der Fortbildungsfrequenz gaben etwa 28% der Befragten an, dass sie zwischen 1974 und 1982 an 6-15 Veranstaltungen teilnahmen, etwa 30% besuchten 16-35 Veranstaltungen und etwa 10% zeigten ein darüber hinaus gehendes Engagement. Einschränkend ist anzumerken, dass sich die Untersuchung ausschließlich auf fortbildungserfahrene Zahnärzte erstreckte.

Zur tendenziellen Bevorzugung von Themen lässt sich folgendes festhalten:

Das starke Interesse an der Parodontologie wie an der Prothetik lag nach Einschätzung von Engels vor allem daran, dass die Abrechnung zahnmedizinischer Leistungen auf diesen Gebieten „für die finanzielle Wirtschaftlichkeit der meisten zahnärztlichen Praxen ausschlaggebend ist“ (Engels 1989). Das Interesse an der Implantologie resultierte daraus, dass dieses Gebiet in der universitären Ausbildung kaum vermittelt wurde und das Interesse an der Praxisführung wurde der zunehmenden Computerisierung der Praxen zugeschrieben (vgl. Engels 1989).

1983 1974-1982 besuchte Veranstaltungen	1989 von den Befragten genannte Interessengebiete, maximal 3 je Befragtem
Prothetik (79,61%)	Parodontologie (17,4%)
Parodontologie (73,46%)	Prothetik (12,7%)
Chirurgie (45,08%)	Implantologie (9,6%)
Prophylaxe (37,29%)	Praxisführg., Rationalisrg., Ergonomie, Psychol. (9,4%)
konservierende Zahnheilkunde (31,14%)	konservierende Zahnheilkunde, Endodontie (8,6%)
Grenzgebiete (29,09%)	Chirurgie (8,2%)
Praxisführung (26,94%)	Prophylaxe (8,1%)
Kieferorthopädie (25,92%)	allgemeinmedizinische Themen (7,0%)
	Gnathologie (6,9%)
	Kieferorthopädie (4,3%)
	Werkstoffkunde und Technik (1,6%)
	allgemeine Röntgenologie (0,6%)

Tabelle 1 Fortbildungsschwerpunkte und -interessen der Zahnärzte in früheren Untersuchungen

1990 wurde im Auftrag der Bundeszahnärztekammer und des Instituts der Deutschen Zahnärzte das Angebot organisierter zahnärztlicher Fortbildung in Deutschland für das Kalenderjahr 1989 untersucht, um die Fortbildungslandschaft transparent zu machen und die Fortbildungsaktivitäten der bundesdeutschen Zahnärzte insgesamt einschätzen zu können. (vgl. Bergmann-Krauss/ Müller 1991) Zur Erfassung des gesamten Spektrums aller am Markt aktiven Anbieter wurden die entsprechenden Inserenten in den von der Bundeszahnärztekammer herausgegebenen Zahnärztlichen Mitteilungen (ZM) des Jahres 1989 angeschrieben, die dort in diesem Zeitraum kostenlose Anzeigen veröffentlichen konnten, sowie aus anderen Erhebungen bekannte Anbieter der Industrie und alle bekannten regional tätigen Fortbildungsanbieter. Erhoben wurden Art, Zeitpunkt und Teilnehmerstunden der Veranstaltungen sowie die Themen, die einem Schema aus 9 Themengebieten mit 45 Einzelthemen zuzuordnen waren.

Mit dieser Untersuchung wurden ausschließlich quantitative Größen zur institutionalisierten Fortbildung ermittelt. Sie gibt an, dass die deutschen Zahnärzte 1989 in mehr als 3000 gemeldeten Veranstaltungen mit etwa 1,8 Mio. Teilnehmerstunden präsent waren. Ihr Fortbildungsengagement lag angabegemäß bei durchschnittlich 40 Fortbildungsstunden pro Jahr zzgl. der nicht erfassten nicht institutionalisierten Fortbildungsaktivitäten (wie das Lesen von Fachzeitschriften, Videounterweisungen, Internetrecherchen usw.). Unter den Anbietern waren die Körperschaften, insbesondere die den Kammern angeschlossenen Fortbildungsinstitute mit 38,8% und die privaten Träger mit 30,3% am häufigsten vertreten. Die meisten Teilnehmerstunden entfielen jedoch auf die Bildungsmaßnahmen der Industrie (42,1%).

Auch bei den angebotenen Themenschwerpunkten ergaben sich deutliche Unterschiede hinsichtlich der Veranstaltungsanzahl und des Veranstaltungsvolumens.

1989 Anzahl der durchgeführten Veranstaltungen häufigste Nennungen	1989 durchgeführte Veranstaltungen nach Teilnehmerstunden häufigste Nennungen
Funktionsdiagnostik (9,1%)	präventive Zahnheilkunde (12,9%)
Parodontologie (6,4%%)	Kieferorthopädie (12,1%)
Füllungstherapie (kons. ZHK) (5,2%)	Kiefer- und Gesichtschirurgie (11,8%)
Prothetik (4,8%)	Parodontologie (11,7%)
Kieferorthopädie (4,7%)	Prothetik (10,6%%)

Tabelle 2 Themenschwerpunkte durchgeführter Fortbildungsveranstaltungen in früheren Untersuchungen

9% aller Veranstaltungen wurden als Kongresse durchgeführt, die eine hohe Teilnehmerstundenzahl hervorriefen. Sie befassten sich vor allem mit präventiver Zahnheilkunde, konservierender Zahnheilkunde und Kiefer- und Gesichtschirurgie. 25% aller Themen wurden als Vortrag vermittelt und ca. zwei Drittel in Kursen und Seminaren.

Die weitere Entwicklung des Fortbildungsgesamtgeschehens wurde durch eine wiederholte Erhebung für das Jahr 1993 unter nahezu gleichen Rahmenbedingungen untersucht, wobei die Bundesrepublik Deutschland nun auch die neuen Bundesländer umfasste. (vgl. Bergmann-Krauss 1994) . Nach dieser Studie verdoppelte sich die Zahl der gemeldeten Veranstaltungen für 1993 gegenüber 1989 von 3000 (altes Bundesgebiet) auf 6400 (neues Bundesgebiet). Dabei ging der Trend zu kleineren, intensiveren Seminaren, was in Verbindung mit der größeren Zahl der bundesdeutschen Zahnärzte zu einem geringeren durchschnittlichen Fortbildungsvolumen von 37 Stunden pro Jahr und berufstätigem Zahnarzt führte.

Durch eine etwas geänderte Eingruppierung der Fortbildungsanbieter stellten sich jetzt die gewerblichen Träger als Gruppe mit den meisten gemeldeten Veranstaltungen (40,5%) dar. Die Körperschaften kamen auf 30,9%, meldeten jedoch die meisten Teilnehmerstunden.

Bei den Themenschwerpunkten gab es deutliche Verschiebungen. So rangierten jetzt Abrechnungsfragen, Implantologie und EDV-bezogene Themen auf den ersten Plätzen vor den bisherigen Spritzenreitern. Bei dieser Entwicklung, die Parallelen zur Untersuchung von Engels zeigt (vgl. Engels 1989), spielten sicher nicht nur fachspezifische Gegebenheiten eine Rolle. Das verstärkte Fortbildungsangebot zu Abrechnungs- und berufspolitischen Fragen wurde auch mit dem Inkrafttreten des damaligen Gesundheitsstrukturgesetzes in Verbindung gebracht.

Die Untersuchung ergab weiter, dass die Körperschaften insgesamt eine sehr breite Themenpalette anboten. Gewerbliche Anbieter konzentrierten sich dagegen auf lukrative Veranstaltungen zu Themen der EDV, Abrechnung, Kieferorthopädie und Praxisorganisation.

Zwei weitere Erhebungen auf Landesebene wurden 1991 und 1994 im Auftrag der hessischen Zahnärztekammer durchgeführt. (vgl. Schönfeld 1991, vgl. Zahnärztekammer in Hessen 1999) Dazu erhielten alle Zahnärzte in Hessen einen standardisierten Fragebogen, in dem sie zu ihren Fortbildungsgewohnheiten und zu den Rahmenbedingungen der Kammerfortbildung befragt wurden.

Der Rücklauf lag 1991 bei 15,35% und 1998 bei ca. 25%. Die Altersstruktur der Rücksender entsprach annähernd der Altersstruktur aller Zahnärzte in Hessen.

Die Ergebnisse der ähnlich konzipierten Untersuchungen legen nahe, dass die Mehrzahl der hessischen Zahnärzte regelmäßig institutionelle Fortbildungsveranstaltungen besuchte. Von den Umfrageteilnehmern wurden demnach Kursangebote bevorzugt, die nicht nur theoretische Kenntnisse vermittelten, sondern auch praktische Übungen vorsahen. Gewünscht wurden außerdem Live-Demonstrationen, aber auch Vorträge galten als beliebte Fortbildungsform. Die 1991 erfasste Bereitschaft zur Nutzung des Fortbildungsmediums Internet war gering.

Als Themengebiet zog die Parodontologie 1991 wie 1998 die meisten Interessenten an.

Die jüngste Erhebung zur zahnärztlichen Fortbildung wurde für das Jahr 2000 im Bereich der Zahnärztekammer Mecklenburg-Vorpommern durchgeführt. (vgl. Bundeszahnärztekammer 2002) Sie richtete sich an eine Gruppe von Zahnärzten, die hinsichtlich der Merkmale „Geschlecht“, „angestellt/niedergelassen“ und „Weiterbildungsgebiet“ (Oralchirurgie, Kieferorthopädie etc.) repräsentativ ausgewählt wurde. Die Befragung erfolgte schriftlich mit einem standardisierten Fragebogen.

Die Ergebnisse bestätigen bisher beobachtete Tendenzen. Jüngere wie ältere Zahnärzte zeigten hohe Fortbildungsaktivitäten. Dabei wurden neue Medien erst allmählich als Fortbildungsmedien akzeptiert. Am häufigsten wurden Fortbildungen zur Parodontologie, Prothetik, Kieferorthopädie und zur Prophylaxe besucht. Es wurde zudem erstmals festgestellt, dass das Fortbildungsengagement der Zahnärztinnen in Mecklenburg-Vorpommern deutlich größer war als das der männlichen Kollegen. Das hängt damit zusammen, dass der Anteil der Zahnärztinnen in diesem Kammerbezirk mit ca. 64% (Statistik der Bundeszahnärztekammer zum 31.12.2000) erheblich höher liegt als insbesondere in den westdeutschen Kammerbezirken. Das Befragungsergebnis bescheinigt dem weiblichen Teil der Berufsgruppe dennoch ein mindestens ebenso großes Engagement wie den männlichen Kollegen. Weiter ist festzuhalten, dass ein großes Interesse an strukturierten und zertifizierten Fortbildungen ermittelt wurde, da die Zertifizierung den Zahnärzten bei ihrer Außendarstellung die Nennung des nach entsprechender Fortbildung zertifizierten Tätigkeitsschwerpunktes erlaubt und möglicherweise auch ihre Position gegenüber den Krankenkassen stärkt.

Neben diesen berufsbezogenen Untersuchungen liefern eine Reihe weiterer Studien ergänzende Ergebnisse zum Forschungsgebiet. So z.B. das jährlich von der Kassenzahnärztlichen Bundesvereinigung (KZBV) zusammengestellte statistische Jahrbuch. Es liefert neben umfangreichen Statistiken, die aus den über die KZBV abgewickelten Abrechnungen ermittelt werden, u.a. auch Zahnärzte- und Bevölkerungszahlen sowie Auswertungen zu betriebswirtschaftlichen Daten der Zahnarztpraxen, die in einer separaten Erhebung ermittelt werden. Daraus ergeben sich z.B. Hinweise auf Zahnarztdichte, Umsatzentwicklungen und Arbeitszeiten. Des Weiteren stehen Ergebnisse aus Untersuchungen zum allgemeinen Weiterbildungsverhalten sowie zum Weiterbildungsnutzen insbesondere von Behringer (1999), Meier u.a. (1998), von Bardeleben u.a. (1996) zur Verfügung, die wie auch das Berichtssystem Weiterbildung eine Einordnung der berufsspezifischen Ergebnisse in einen größeren Gesamtzusammenhang ermöglichen.

Die in den letzten Jahren publizierten Untersuchungen zur zahnärztlichen Fortbildung wurden ohne Ausnahme von Einrichtungen des Berufsstandes initiiert. Dahinter steht die Absicht „ ....das zahnärztliche Fortbildungsverhalten im Land zu dokumentieren und öffentlich wirksam darzustellen." (Bundeszahnärztekammer 2002). Damit soll herausgestellt werden, dass sich der Berufsstand mit der Qualitätssicherung durch regelmäßige Fortbildung auseinandersetzt. Gleichzeitig soll der Einführung von Pflichtfortbildungen entgegengewirkt werden (vgl. Bundeszahnärztekammer 2002).

Die vorliegenden Arbeiten greifen – meist regional begrenzt – einzelne Fortbildungsaspekte auf. Sie dokumentieren ein vielfältiges Fortbildungsangebot, ein beachtliches Fortbildungsengagement und thematische Entwicklungen, die durch fachliche und technische Weiterentwicklung, Ausbildungslücken, administrative Einflüsse und nicht zuletzt durch wirtschaftliche Interessen bestimmt werden. Sie geben an, dass kleinere, intensive Fortbildungen mit praktischen Anteilen, d.h. praktischen Demonstrationen der Referenten oder eigenen Übungen bevorzugt gewünscht werden.

Es fehlen dagegen Erkenntnisse zur jeweiligen Ausgangssituation und zu den Beweggründen, die zur Fortbildungsteilnahme geführt haben. Ferner fehlen Erhebungen zur Durchführung von Fortbildungen und zur Umsetzung der Erkenntnisse im Praxisalltag sowie Untersuchungsergebnisse zur Fortbildungsqualität und zum Nutzen von Fortbildung für die Zahnärzte.

Professionalität und Aktualität in der Erwachsenenbildung beruhen jedoch auf ständiger Beobachtung und Reflexion des Handelns und der im Zusammenhang mit dem Bildungsgeschehen ablaufenden Prozesse. Nur auf der Grundlage so gewonnener Erkenntnisse kann eine möglichst optimale und erwachsenengerechte Weiterbildungsgestaltung gelingen.

Diese Arbeit hat sich zum Ziel gesetzt, die zahnärztliche Fortbildung solchermaßen voranzubringen.

4. Gesundheitspolitische Hintergründe

In der andauernden politischen Diskussion um die Leistungs- und Qualitätsaspekte des bundesdeutschen Gesundheitssystems werden von den betroffenen Interessengruppen sehr unterschiedliche Standpunkte vertreten, die hier nicht im einzelnen vorgestellt und diskutiert werden sollen. Im Vorfeld einer evaluatorischen Untersuchung des IUZ sollen allein die Beweggründe und Standpunkte der initiierenden Zahnärzte zu den Strukturen und zum politischen Handeln im Gesundheitssystem aufgezeigt werden, denn für die Initiatoren des Initiativkreis Umfassende Zahnerhaltung war ihre Einschätzung der gesundheitspolitischen Situation die treibende Kraft. Sie hat die Konzeption, die Erwartungen und Ziele des IUZ geprägt.

4.1 Struktur und Politik im Gesundheitssystem der Bundesrepublik Deutschland

„Das Ziel des medizinischen Versorgungssystems – speziell in der Bundesrepublik Deutschland – ist es, jedem Patienten, unabhängig von seiner Kaufkraft, seinem Alter, Beruf und Geschlecht, Gesundheitszustand etc., das an Gesundheitsleistungen entsprechend dem aktuellen Stand der Wissenschaft in einer möglichst effektiven Weise zukommen zu lassen, was erforderlich ist, um die nach professionellem Urteil vorhandenen Bedürfnisse zu decken." (Arnold, M. 1997, vgl. SGB V §1u.2)

Mit anderen Worten, *allen* soll *alles* Notwendige zukommen, die *materielle Gerechtigkeit* ist hohes Gebot.

Das war nicht immer so. Zunächst dienten die gesetzlichen Sozialversicherungen der Gemeinschaftshilfe für Personen, die nicht in der Lage waren aus eigener Kraft besondere Notlagen durch Alter, Unfall, Krankheit, Tod eines Familienangehörigen, Arbeitslosigkeit etc. zu überbrücken. Sie wurden von Anfang an als kollektiv finanzierte Sicherungssysteme angelegt, weil sie für die ganze Sicherungsgemeinschaft von entsprechend hohem Nutzen waren. Sie sicherten die Arbeits- und Unterhaltsfähigkeit des Einzelnen und damit gleichzeitig die Wirtschaftskraft des Staates, die Landesverteidigung und das Reproduktionsvermögen der Bevölkerung. Im Mittelpunkt stand die öffentliche Gesundheit, gestützt durch sozio-medizinische, im Allgemeinen kosteneffektive Maßnahmen zur Prävention von Infektions- und Mangelerkrankungen (vgl. Arnold, M. 1997).

Heute sind solche Leistungseingrenzungen im Gesundheitssystem längst obsolet, wobei erhebliche Einbußen bei der Kosteneffektivität in Kauf genommen werden. Angesichts von Wählerpotentialen – 1998 waren 87,4% aller Bundesbürger gesetzlich krankenversichert (vgl. KZBV Jahrbuch 2001) – und Entscheidungen der Sozialgerichtsbarkeit wurde der stetige Ausbau der zugebilligten medizinischen Leistungspalette ungebremst fortsetzt.

Die Patienten selbst können den Nutzen medizinischer Maßnahmen oft nur schwer abschätzen. Andererseits müssen sie diese Maßnahmen als Krankenversicherte in den meisten Fällen nicht selbst bezahlen und möchten vor allem, dass ihnen – ohne Rücksicht auf die Kosten – geholfen wird. Eine stetig wachsende Zahl von Leistungserbringern im Gesundheitssystem nutzt ihrerseits die Möglichkeiten zur Sicherung von Ansehen, Macht und Einkommen in einem wirtschaftlich entsprechend engeren Arbeitsumfeld (vgl. Sachverständigenrat, 1990, Arnold, M. 1997).

Das Dilemma ist, dass die Belastbarkeit des Kollektivs durch immense Abgaben für die Kosten des Gesundheitssystems ihre Grenze längst erreicht hat. Zur Eindämmung der massiven Ausgabenexpansion seit Anfang der 70er Jahre wurden vor allem die Möglichkeiten einer staatlichen Einwirkung auf das Angebot und die Nachfrage medizinischer Leistungen verstärkt (vgl. Metze 1981). Doch die Einsparungsmöglichkeiten durch höhere Effektivität in einem vorrangig durch Bedürftigkeit gesteuerten System sind begrenzt. Der zunehmende Kostendruck, z.B. durch Budgetierungen führt zudem häufig zu einer unbefriedigenden Behandlungssituation für die gesetzlich krankenversicherten Patienten wie für die Leistungserbringer. Andererseits sind die Versicherten der gesetzlichen Krankenkassen an das gesetzlich vorgeschriebene Leistungsniveau der Gesundheitsversorgung gebunden. Es ist aufgrund des in diesem – und interessanterweise nur in diesem – Sozialsystem geltenden Grundsatzes der materiellen Gleichbehandlung auf der Stufe „...ausreichend, zweckmäßig und wirtschaftlich...das Maß des Notwendigen nicht überschreiten(d)..." (Sozialgesetzbuch (SGB) Fünftes Buch (V), §12(1)) festgeschrieben. Diesen Patienten steht es nicht frei, etwa bei der zahnmedizinischen Versorgung ein darüber hinausgehendes Leistungsniveaus zu wählen. Dadurch riskieren sie, ihre Leistungsansprüche gegenüber ihrer gesetzlichen Krankenversicherung für die gesamte Behandlung zu verlieren.

4.2 Ein freier Markt als denkbarer, alternativer Lenkungsmechanismus für die Gesundheitsversorgung

Es ist abzusehen, dass die verfügbaren Mittel die Versorgung aller mit allen möglichen medizinischen Leistungen künftig nicht mehr zulassen. So werden bereits seit den 80er Jahren sinnvolle Umgestaltungsmöglichkeiten für das bundesdeutsche Gesundheitssystem gesucht. Dabei wird auch über die Änderung der Lenkungsmechanismen des Systems diskutiert – weg von einer reinen Bedürfnisorientierung und staatlichen Eingriffen hin zu einer marktorientierten Lenkung, verbunden mit einer Kostenbeteiligung der Patienten für solche Leistungen, die über einen festen grundlegenden Leistungsrahmen hinausgehen.

Die Befürworter sehen in einem marktorientierten Handeln den Vorteil einer Reduzierung der Abgabenbelastung der Versichertengemeinschaft sowie einer erheblichen Effizienzsteigerung im Gesundheitssystem. Nach ihrer Meinung wird eine Kostenbeteiligung die Patienten zu einem deutlich größeren Kosten- und Qualitätsbewusstsein und einer besonneneren Nachfrage veranlassen, als alle Appelle an das Solidaritätsbewusstsein für die Gemeinschaft der Versicherten es vermögen. Andererseits würden auch die Anbieter im Gesundheitssystem durch die Intensivierung des Wettbewerbs zu einer hohen Effizienz ihrer Leistungen und einer steten Sicherung und Steigerung der Qualität angehalten. Auf einem so strukturierten Gesundheitsmarkt könnten sich zudem größere Freiräume für die Qualitätsentwicklung wie auch für die Entwicklung und Durchsetzung neuer Methoden und Konzepte in der medizinischen Versorgung bilden, als es in einem festgelegten, starren Leistungsrahmen möglich ist.

Dem steht entgegen, dass sich die Patienten als Nachfrager am Gesundheitsmarkt oft nur schwer einen detaillierten Überblick über die angebotenen Leistungen machen können, wobei die Anbieter (z.B. Ärzte) durch ihre Beratung naturgemäß immer einen starken Einfluss auf die Nachfragestruktur ausüben. Hier nimmt der Gesundheitsmarkt eine Sonderstellung ein. Die rein marktwirtschaftliche Betrachtung anderer Dienstleistungsmärkte, auf denen ähnlich vielseitige Leistungskomplexe wie Versicherungen oder Kapitalanlagen angeboten werden, zeigt, dass die Nachfrager auf diesen Märkten durchaus erfolgreich agieren können (vgl. Metze 1981).

Ein weiteres Argument gegen den Marktmechanismus als Steuerungsmechanismus der Gesundheitsversorgung ist die mögliche Verschleppung einer notwendigen medizinischen Versorgung und damit eine Verschlechterung der Gesundheit aufgrund einer Kostenbeteiligung der Patienten.[1] Dazu wäre zu klären, inwieweit einer solchen Entwicklung durch eine von der Versichertengemeinschaft getragene Grundversorgung bzw. -vorsorge vorgebeugt werden kann.

Neben dem steigenden Druck der Ausgabenlast wird eine Einführung von Marktmechanismen jedoch letztlich von der politischen Durchsetzbarkeit und damit vom Politiker-Wähler-Verhältnis abhängen. Die Abkehr vom uneingeschränkten Gleichbehandlungsprinzip im Gesundheitssystem ist schwierig, denn eine solche Entscheidung ist mit dem Beigeschmack „sozialer Ungerechtigkeit" verbunden. Andererseits führen unterschiedliche Lebensbedingungen auch heute dazu, dass die Lebenserwartung sozial Schwächerer in unserer Gesellschaft niedriger liegt als die der Stärkeren, selbst unter den Voraussetzungen des jetzigen Gesundheitssystems. Letztlich müssen sich die Entscheidungsträger auch mit der Frage auseinandersetzen, ob der Gemeinschaft möglicherweise ein größerer Nutzen erwächst, wenn die durch eine Begrenzung der Gesundheitsausgaben frei werdenden Ressourcen zur Verbesserung der allgemeinen Lebensbedingungen (z.B. Renten) und zur Sicherung des Wohlstands durch zukunftssichernde Investitionen verwendet werden können (vgl. Arnold, M. 1997).[2]

4.3 Gesundheitspolitische Beweggründe für den Initiativkreis Umfassende Zahnerhaltung (IUZ)

Durch das gesundheitspolitische Dilemma, einen stetig wachsenden Leistungsumfang für alle Versicherten in akzeptabler Qualität bei immer knapper werdenden Mitteln sicherzustellen, sind auch die Zahnärzte in den letzten Jahren zunehmend unter Druck geraten. Zum einen werden die erbrachten Leistungen aufgrund von Budgetierungen beschnitten, zum anderen unterliegt das Qualitätsniveau der in Deutschland praktizierenden Zahnmediziner nach Auffassung ihrer Standesver-

---

1 Genauere Untersuchungen zu dieser Fragestellung liegen für die Bundesrepublik nicht vor. Nach einem 1974-1981 in den USA durchgeführten, sehr umfangreichen Health Insurance Experiment waren nach Ablauf der Untersuchungsphase nahezu keine signifikanten Unterschiede im Gesundheitszustand zwischen der Patientengruppe ohne und der Patientengruppe mit 95% Selbstbeteiligung bei durchaus erheblichen Kosteneinsparungen der „Selbstbeteiligungsgruppe" zu verzeichnen. Lediglich im Bereich der Mundgesundheit traten bei den Patienten mit 95%er Kostenbeteiligung signifikante Verschlechterungen auf, während eine kostenlose Versorgung vor allem der Mundgesundheit den mittleren und unteren sozioökonomischen Schichten zugute kam. (vgl. Bailit, H.L.,1989)

2 Vgl. dazu auch die Ausführungen des Sachverständigenrates für die Konzertierte Aktion im Gesundheitswesen zu den Finanzierungsmöglichkeiten der GKV auf längere Sicht (Sachverständigenrat, 1988, S. 172f).

treter vor allem den Möglichkeiten und Zwängen der gesetzlichen Krankenversicherung, die ein „wirtschaftlich, ausreichendes" Leistungsniveau festschreibt (Sozialgesetzbuch (SGB) Fünftes Buch(V), §12(1)).

Die Initiatoren des IUZ beziehen den Standpunkt, dass gerade für die Zahnmedizin, die in ihren mehrheitlich „handwerklich" ausgerichteten Arbeitsfeldern den medizinischen wie den ästhetischen Bedürfnissen der Patienten gerecht werden will, festgestellt werden muss, dass das, „was die gesetzliche Krankenversicherung zu leisten vermag,...zumindest für einen Großteil unserer Mitbürger nicht mehr dem heute *möglichen* Standard" (Zahnärztekammer Nordrhein, 1991) entspricht. Insofern fordern sie eine größere Liberalisierung im Gesundheitssystem. Im Spannungsfeld deutlich begrenzter Möglichkeiten in der kassenmedizinischen Versorgung einerseits und der gewünschten Qualitätssicherung andererseits, gilt die Veränderung des Steuerungsmechanismus im Gesundheitssystem als ernstzunehmende Alternative (vgl. Tiemann 1987; Bahilit 1989), da die Nutzung von Marktmechanismen insbesondere im Bereich der Zahnmedizin eine deutliche finanzielle Entlastung der Versichertengemeinschaft bewirken könne. Weiter könnte eine Leistungsregulierung durch Angebot und Nachfrage auch nachhaltig zur Qualitätssicherung beitragen.

Die Standespolitiker streben deshalb an, dass

⇒ jeder Patient in der gesetzlichen Krankenversicherung (GKV) die Wahlmöglichkeit bekommt, ob er sich nach dem GKV-Schema, d.h. im Sachleistungssystem auf der Grundlage des unbedingt Notwendigen oder auf der Grundlage eines bürgerlich-rechtlichen Behandlungsvertrages auf Basis der amtlichen Gebührenordnung GOZ behandeln lassen möchte – ohne dass ihm wie bisher der Kassenzuschuss entzogen wird.

⇒ ein freier Markt als Regelungsmechanismus für die Versorgung mit Leistungen, die über dem von der GKV finanzierbaren Standard liegen, etabliert wird.

⇒ Hierbei wird erwartet, dass die hohe Zahnarztdichte – im Bundesdurchschnitt 1315 Einwohner je Zahnarzt in 2000 (KZBV Jahrbuch 2001) – dazu beiträgt, dass sich die Patienten zahnärztliche Leistungen und deren Vergütung nicht ohne weiteres diktieren lassen. Es wird davon ausgegangen, dass sie sich die Möglichkeiten eines freien Marktes zur Sicherung eines angemessenen Preis-Leistungsverhältnisses schnell zunutze machen (vgl. Zahnärztekammer Nordrhein 1991).

⇒ Die Zahnärzte sind dann gefordert, sich auf einem freien Markt zu behaupten. Hier rechtfertigt sich die Höhe der Vergütung vor allem durch den Behandlungsaufwand in Verbindung mit der daraus resultierenden Qualität der Leistung.

⇒ Pflichtfortbildungen, wie sie aus den USA bekannt sind und verpflichtende Qualitätszirkel, wie sie in der gesundheitspolitischen Diskussion als Instrumente zur Qualitätssicherung gefordert wurden, sollten bei entsprechenden und bei einer Liberalisierung des Systems vermutlich noch verstärkten freiwilligen Fortbildungsaktivitäten vermieden werden, da Pflichtfortbildungen weniger positive Qualitätseffekte mit sich bringen dürften als freiwillig besuchte Maßnahmen (vgl. Schulz-Bongert 1995).

Das Bemühen um marktwirtschaftliche Handlungsspielräume für die zahnmedizinische Versorgung steht in engem Zusammenhang mit der Sicherung eines hohen Qualitätsniveaus in den Zahnarztpraxen. Für das Erreichen und die Sicherung eines solchen Qualitätsniveau in der Praxis sind eine Reihe von Strukturmerkmalen von Bedeutung. Neben der Struktur des Gesundheitssystems, dem zahnmedizinischen und dentaltechnischen Fortschritt, den Ausbildungsstrukturen auf der einen und der Morbiditätsstruktur der Patienten auf der anderen Seite, muss die zahnärztliche Praxis entsprechend ausgelegt sein. Dazu gehören:

⇒ der fachliche Horizont der Praxis insgesamt
⇒ qualifizierte und entsprechend dotierte Mitarbeiter
⇒ ein technisch hoher Standard in der Ausstattung
⇒ Patienten, die hoch differenzierte Leistungen nachfragen
⇒ die betriebswirtschaftliche Stimmigkeit der zahnärztlichen Leistungen
(vgl. BDZ/KZBV 1988, Zahnärztekammer Nordrhein 1991)

Die Sicherstellung dieser wesentlichen Voraussetzungen in der Praxis als Grundlage für hohe zahnmedizinische Qualität und ggf. auch für eine gute Wettbewerbsposition in einem liberaleren Gesundheitssystem erfordert vor allem eine gut konzipierte, effiziente zahnärztliche Fortbildung. Sie ist der Dreh- und Angelpunkt, da Qualität nur mit einer entsprechenden, stets weiterzuentwickelnden Qualifikation erreicht und ausgebaut werden kann.

5. Konzeption und Durchführung des IUZ

5.1 Konzeption des IUZ

Vor dem Hintergrund der politischen und strukturellen Entwicklung im Gesundheitssystem und intensiven Liberalisierungsbestrebungen in den Reihen der nordrheinischen Zahnärzte wurde 1990 der Initiativkreis Umfassende Zahnerhaltung (IUZ) von der Zahnärztekammer Nordrhein als Pilotprojekt ins Leben gerufen. Der damalige Kammerpräsident und Nestor des IUZ Dr. Joachim Schulz-Bongert spornte die Zahnärzte seines Kammerbezirks an, den Problemen und Defiziten ihres Berufslebens durch intensive Fortbildung zu begegnen und neue Perspektiven aufzubauen.

5.1.1 Zielsetzungen des IUZ

Die Entstehungshintergründe des IUZ spiegeln sich in seinen Zielsetzungen wider.

Der IUZ ist darauf ausgerichtet, den Zahnärzten für ein berufliches Wirken außerhalb des für manchen sicher auch bequemen, durch die finanzielle Gesamtsituation jedoch zunehmend restriktiven gesetzlichen Gesundheitssystems, Motivation und Kompetenz zu vermitteln. Um diese Ziel zu erreichen

- soll eine möglichst große Zahl von Zahnärzten als IUZ-Teilnehmer gewonnen werden, denn *eine auf breiter Basis qualitätsorientierte Zahnärzteschaft* kommt nicht nur der medizinischen Versorgung entgegen, sie ist aus Sicht der IUZ-Initiatoren auch der beste Motor für Liberalisierungsbemühungen.
- Das Streben nach einem *hohen Qualitätsniveau,* das über den GKV-Standard hinausgeht, soll gefördert und ausgebaut werden.
- Das Rüstzeug für notwendiges *unternehmerisches Denken und Handeln* in der Anfertigung und Vermarktung hochwertiger zahnmedizinischer Versorgung für bereits vorhandene und noch zu erschließende Patientenpotentiale soll vermittelt werden, denn die personellen und technischen Strukturen und die sonstigen Voraussetzungen für ein über dem Üblichen liegendes Qualitätsniveau bringen in der zahnmedizinischen Praxis erhebliche betriebswirtschaftliche Konsequenzen mit sich.

- Der IUZ will entsprechende *Anstöße* geben und seine Mitglieder zu weitergehenden Fortbildungsaktivitäten animieren. Den Veranstaltern des IUZ ist dabei durchaus bewusst, dass sich zahnärztliches Wissen, Können und Denken in ca. 70 Doppelstunden nicht umfassend komplettieren oder perfektionieren lassen (vgl. Schulz-Bongert 1993). Ziel ist wohl eher der Effekt einer Initialzündung.

Abgestimmt auf diese Zielrichtung wurden bei der formellen und inhaltlichen Konzeption des IUZ besondere Grundregeln aufgestellt.

5.1.2 Konzeption des Veranstaltungsrahmens

Die Themenpalette zu den verschiedenen Gebieten der Zahnmedizin wie auch der Unternehmensführung zzgl. relevanter Komplementärgebiete ist sehr umfangreich. Um den Mitgliedern des Initiativkreises einen umfassenden Überblick über den aktuellen Stand der Erkenntnisse zu vermitteln, ist deshalb eine ganze Reihe von Beiträgen mit einer Vielzahl von Fachleuten erforderlich. Gleichzeitig soll eine möglichst große Gruppe von Zahnärzten erreicht werden.

So wurde ein Veranstaltungszyklus konzipiert, in dessen Verlauf die Teilnehmer etwas mehr zwei Jahre lang einmal pro Woche ein zweistündiges Abendseminar im Karl-Häupl-Institut, dem Fortbildungszentrum der Zahnärztekammer Nordrhein in Düsseldorf besuchen. Dabei sollen an einer Abendveranstaltung maximal 150 Personen teilnehmen. Bei größerem Bedarf wird jede Veranstaltung im Verlauf der Woche wiederholt.

Zur Fortbildung so großer Teilnehmergruppen werden die einzelnen Fortbildungsabende fast ausschließlich durch Vorträge gestaltet, zu deren audiovisueller Unterstützung alle denkbaren Medien eingesetzt werden können. Neben den laufenden Abendveranstaltungen bietet das Karl-Häupl-Institut den Teilnehmern zu einzelnen Themengebieten auf Wunsch auch praktische Arbeitskurse in kleinen Gruppen an.

Hinzu kommt zu Beginn jedes Veranstaltungszyklus eine Plenumveranstaltung, zu der Vertreter der Krankenkassen, Politiker und Journalisten eingeladen werden, um den Meinungsaustausch über aktuelle Fragen der gesundheitspolitischen Diskussion zu pflegen.

Zu jedem Themenabend erhalten die Teilnehmer ein ausführliches Skript, dessen Konzeption weiter unten noch näher behandelt wird.

Die durch Testate nachzuweisende Teilnahme berechtigt bei Absolvieren von etwa drei Viertel der Veranstaltungen zur Erlangung des IUZ-Zertifikates.

Die Teilnehmergebühr beträgt etwa € 1000,00 p.a., wobei Teilnehmer, die bereits an einem früheren Zyklus teilgenommen haben und Veranstaltungsbesuche nachholen oder ergänzen möchten, den halben Beitrag entrichten.

Die Durchführung von Abendveranstaltungen an einem zentral gelegenen Ort und zu einem auf dem zahnärztlichen Fortbildungsmarkt vergleichsweise niedrigen Preisniveau soll eine möglichst breite Zielgruppe motivieren, sich bei überschaubarem zeitlichen und finanziellen Aufwand einen umfassenden fachlichen Überblick zu verschaffen sowie konzeptionelle Anregungen für die Vielzahl der in der zahnärztliche Praxis relevanten Themen mitzunehmen.

5.1.3 Die Konzeption der Präsentation

Qualität und Erfolg der Fortbildungsreihe hängen neben der formalen Gestaltung entscheidend von den inhaltlichen Vorgaben und den ausgewählten Referenten ab. Hierzu wurden 1990 folgende Leitlinien festgelegt (vgl. Zahnärztekammer Nordrhein 1990a).

Vortragsgestaltung

- Da die Breite eines Fachgebiets an einem Themenabend nicht dargelegt werden kann, muss der Schwerpunkt des Vortrags auf der *„Vermittlung streng praxisbezogenen Wissens und praktikabler Fertigkeiten"* (Zahnärztekammer Nordrhein 1990a) liegen.
- Die *Motivation der Zuhörer und Zuschauer* durch eine ansprechende Vortragsgestaltung hat höchste Priorität. Der Einsatz von Medien oder praktischen Demonstrationen – auch am Patienten – wird soweit wie nur möglich unterstützt.
- Die Gestaltung der Vorträge muss auch darauf abzielen, die Teilnehmer in höchstem Maße *zur Umsetzung des Gehörten zu motivieren.* Der eine oder andere Teilaspekt soll schon am nächsten Arbeitstag im Arbeitsalltag umgesetzt werden können.
- Jeder Vortragende muss sich dessen bewusst sein, dass sein Vortrag dazu beitragen soll, den Teilnehmern „das fachliche, rechtliche und administrative Rüstzeug" (Zahnärztekammer Nordrhein 1990a) für ihre Berufsausübung jenseits der Leistungsgrenzen im Rahmen der gesetzlichen Krankenversicherung zu vermitteln, wobei seine Ausführungen gemeinsam mit den *Inhalten aller Abendseminare ein geschlossenes Gesamtbild* ergeben sollen.

Skripte

Das zugehörige Skript ist fester Bestandteil jeder Veranstaltung und muss wesentliche Voraussetzungen erfüllen.

- Da die Reizschwelle zur Umsetzung der Vortragsinhalte soweit wie möglich gesenkt werden soll, ist der Vortragende gehalten, eine *schrittweise Arbeitsanweisung* zur Integration der Fortbildungsinhalte in den Praxisalltag zu erstellen.
- Dazu gehört auch die *detaillierte Auflistung aller verwendeten Materialien, Geräte und administrativer Hilfsmittel* (Formblätter, Fragebögen usw.) mit den entsprechenden Bezugsquellen.
- Schließlich werden alle Skripte unter allen Referenten ausgetauscht, um die Abstimmung zu erleichtern.

Aufgrund dieser Voraussetzungen erhält jeder IUZ-Teilnehmer im Verlauf des Zyklus ein umfassendes Kompendium über die gesamte Themenpalette, das in den mitgelieferten Sammelordnern darüber hinaus als Nachschlagewerk genutzt werden kann. Die gesichteten Skripte umfassen mindestens 10 Seiten, nicht selten aber auch 20 und mehr Seiten. Sie sind nach Möglichkeit mit Bildmaterial angereichert und werden durch die Anlage von Formblättern oder anderen sachbezogenen Informationen ergänzt. Insgesamt sind die Skripte der verschiedenen Autoren mit unterschiedlich strukturierten Themen sehr heterogen.

Frage- und Bewertungsbogen

Um ein für eine dauerhaft erfolgreiche Fortbildungsmaßnahme erforderliches Feed-back zu erhalten, werden die Teilnehmer zur freiwilligen Abgabe ihrer Meinungen und Bewertungen aufgefordert. Sie erhalten

- *Bewertungsbogen für die einzelnen Veranstaltungen,* um ihre Beurteilungen, Anregungen und ihre Wünsche für vertiefende praktische Übungen abzugeben.
- einen separaten *Fragebogen zur thematischen Gestaltung des IUZ* , dessen Auswertung die konstruktive Weiterentwicklung des Zyklus im Sinne der Teilnehmer anregen soll.

Nach Angabe der Veranstalter hat das freiwillige Feed-back jedoch nicht zu den gewünschten konstruktiven Beiträgen geführt. Der Rücklauf war nur spärlich und die Beantwortung wurde eher zur Selbstdarstellung eigener Fähigkeiten genutzt, was für eine konstruktive Weiterentwicklung des IUZ nicht zweckdienlich war. So wurde auf das Instrument der Rückmeldung recht bald verzichtet.

Eine nähere Auseinandersetzung mit diesem Phänomen würde hier zu weit führen. Sinn und Potential einer direkten Feed-back-Erfassung dürfen jedoch nicht unterschätzt werden, so dass an anderer Stelle über Möglichkeiten zur quantitativen und qualitativen Verbesserung des Rücklaufs nochmals nachgedacht werden sollte.

5.2 Durchführung des IUZ

5.2.1 Teilnehmerstatistik

Der Initiativkreis Umfassende Zahnerhaltung wurde bisher viermal durchgeführt. Seit Oktober 1990 nahmen 1559 Erstteilnehmer an diesem Fortbildungszyklus der Zahnärztekammer Nordrhein teil.

Da die Teilnehmer früherer Zyklen die Möglichkeit haben, ihre Kenntnisse zu halben Fortbildungskosten zu ergänzen bzw. aufzufrischen, stieg die Zahl der Mehrfachteilnehmer von Zyklus zu Zyklus. Einschließlich aller Mehrfachteilnehmer lag die Zahl der Teilnehmer bis Ende 2001 bei 2584.

Teilnehmer des IUZ nach Veranstaltungszyklen							
	Zeitraum	Erstteilnehmer	Mehrfachteilnehmer		Teilnehmer	Abbrecher Zyklus I-III	
			insgesamt	Anteil in %	insgesamt	insgesamt	Anteil in %
Zyklus I	15.10.90-17.12.92	411			411	49	11,92%
Zyklus II	20.10.93-16.12.95	614	194	24,01%	808	69	11,24%
Zyklus III	16.10.96-15.12.98	351	400	53,26%	751	82	23,36%
Zyklus IV	12.01.00-15.12.01	183	431	70,20%	614		
		1.559	1.025	39,67%	2.584	200	14,53%

Tabelle 3 Teilnehmer und Abbrecher des IUZ nach Veranstaltungszyklen

Die Quote der Abbrecher lag in den ersten beiden Zyklen bei 11,92% bzw. 11,24%. Im dritten Zyklus hat sich die Zahl der Abbrecher dagegen mehr als verdoppelt. Diese Tendenz geht mit der steigenden Zahl der Mehrfachteilnehmer einher, die aufgrund des geringeren materiellen Einsatzes und der bereits in früheren Zyklen erworbenen Kenntnisse ein geringeres Interesse an einem weiteren Komplettdurchgang haben dürften. Auf die Gesamtzahl aller Ersttteilnehmer bezogen, liegt die Abbrecherquote der in sich geschlossenen Seminarreihen bei 14,53%.

5.2.2 Referenten

Die IUZ-Zyklen wurden von 1990 bis zum Jahr 2001 von 141 Referenten gestaltet, von denen fast zwei Drittel (63,83%) lediglich eine Veranstaltung, entweder alleine oder gemeinsam mit einem Co-Referenten (bewertet als 0,5 Veranstaltungen) bestritten.

12,06% der Referenten dozierten in 1,5 bzw. 2 Veranstaltungen. 9,93% waren für 2,5 bzw. 3 Abende verantwortlich und 5,67%. wirkten 3,5 oder 4 mal mit.

Die Gruppe der Referenten, die häufiger als 4mal beim IUZ dozierten, umfasst 8,51% aller Vortagenden. Auf sie entfallen 32,16% aller IUZ-Veranstaltungen.

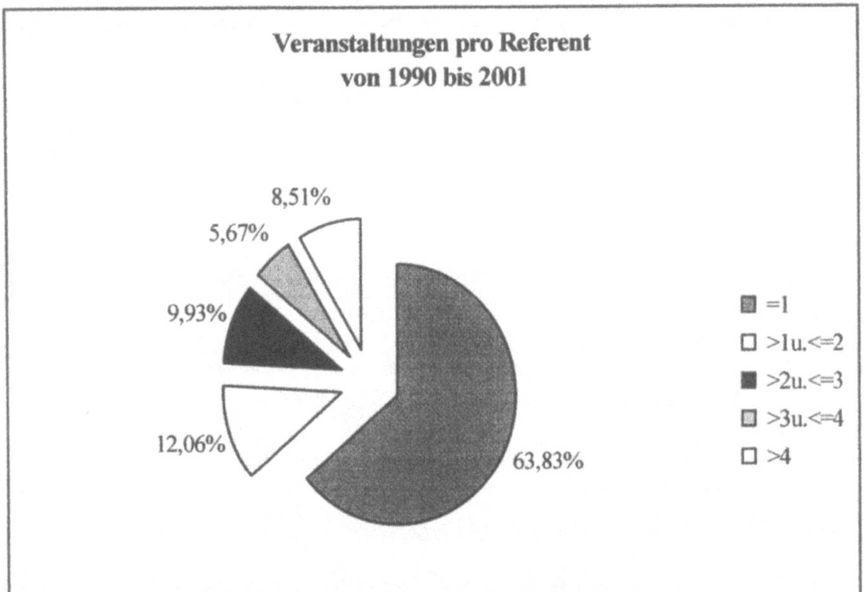

Abbildung 1 Anzahl der IUZ-Veranstaltungen pro Referent

Das verdeutlicht, dass der Referentenpool insgesamt sehr breit gestreut ist. Je Zyklus waren die IUZ-Teilnehmer mit 56 bzw. 58, im 4. Zyklus sogar mit 65 Referenten in zwei Jahren befasst.

5.2.3 Die Themengebiete des IUZ

Die Themen der IUZ-Zyklen werden im Folgenden nach Themengebieten differenziert, deren Auswahl sich an die klassischen zahnärztlichen Fortbildungseinteilungen anlehnt. Das sind im einzelnen

- *Parodontologie*
  Lehre vom Zahnhalteapparat und seinen Erkrankungen
- *restaurative Zahnheilkunde/Prothetik*
  zahnmedizinische Versorgung stark zerstörter oder Ersatz verlorengegangener Zähne unter zahntechnischer Beteiligung
- *Funktionstherapie*
  Behandlung von Funktionsstörungen im Mund-, Kiefer-, Gesichtsbereich, z.B. Kiefergelenksbeschwerden
- *Endodontie*
  Erhaltung von Zähnen durch Wurzelkanalbehandlung
- *Implantologie*
  Einbringen künstlicher Zahnwurzeln zum Ersatz fehlender Zähne
- *Prävention*
  vorbeugende Maßnahmen zur Erhaltung der Zahngesundheit und Sicherstellung frühestmöglicher Diagnose und Therapie bei beginnender Erkrankung
- *Füllungstherapie*
- *Praxismanagement*
- *Chirurgie*
  Beseitigung von Störungen durch operative Maßnahmen
- *Kinderzahnheilkunde*
- *Befunderhebung*
- *Kieferorthopädie*
  Behandlung von Zahn- und Kieferfehlstellungen
- *berufspolitische Themen*
- *sonstige Themen*
  das sind Komplementärgebiete wie Fotografie oder Hypnose sowie sonstige gebietsübergreifende Themen

Die eindeutige Zuordnung zu den Themengebieten des IUZ ist nicht immer ganz einfach, da durch die enge Verzahnung der Teilgebiete fließende Übergänge z.B. bei der „Goldgusstechnik" zwischen der Füllungstherapie (bzgl. Inlays) und der Prothetik (bzgl. Kronen- und Brückentechnik) vorkommen. Die Zuordnung wird dann anhand des Vortragsschwerpunktes vorgenommen. Daraus ergibt sich folgende Gewichtung zahnmedizinisch/praxisrelevanter Themengebiete:

▪ Praxismanagement	16,91%
▪ restaurative Zahnheilkunde/ Prothetik	12,59%
▪ Füllungstherapie	11,15%
▪ Parodontologie	8,99%
▪ Funktionstherapie	7,91%
▪ Endodontie	6,47%
▪ Befunderhebung	6,12%
▪ Berufspolitik	4,32%
▪ Chirurgie	3,96%
▪ Prävention	3,60%
▪ Kieferorthopädie (KFO)	2,88%
▪ Implantologie	1,44%
▪ Kinderzahnheilkunde	1,44%
▪ sonstiges wie Komplementärgebiete und übergreifende Themen	12,23%

Zunächst fällt auf, dass neben den rein zahnmedizinischen Themen dem Bereich Management ein besonders Schwergewicht zufällt. Oder anders ausgedrückt, etwa jeder sechste Vortrag befasst sich mit der unternehmerisch/betriebswirtschaftlichen Seite des Berufs.

Der zahnmedizinisch/fachliche Schwerpunkt liegt bei der restaurativen Zahnheilkunde/Prothetik und der Füllungstherapie. Das sind Fachgebiete, die gewiss auch in der täglichen Berufspraxis regelmäßig einen besonders breiten Raum einnehmen. Es folgen Parodontologie und Funktionstherapie und im weiteren Mittelfeld Endodontie und Befunderhebung. Die Inhalte Chirurgie, Prävention, Kieferorthopädie und schließlich Implantologie und Kinderzahnheilkunde werden in weniger als 4% der Veranstaltungen angeboten.

Berufspolitische Themen werden in 4,32% der Veranstaltungen behandelt. Beiträge aus der breit gestreuten Palette der sonstigen Themen bestimmen durchschnittlich an jedem achten IUZ-Abend das Programm.

Eine genauere Betrachtung der IUZ-Programme lässt verschiedene Entwicklungen erkennen, die bei der späteren Analyse der empirischen Befunde zu berücksichtigen sind. So ist der Anteil des zunächst besonders gewichtigen Themengebiets Praxismanagement im zeitlichen Verlauf der Zyklen und hier vor allem im 4. Zyklus erheblich zurückgegangen. Er reduzierte sich von ursprünglich 21,05% auf 5,97%. Auch die Berufspolitik tritt als Fortbildungsthema stärker in den Hintergrund.

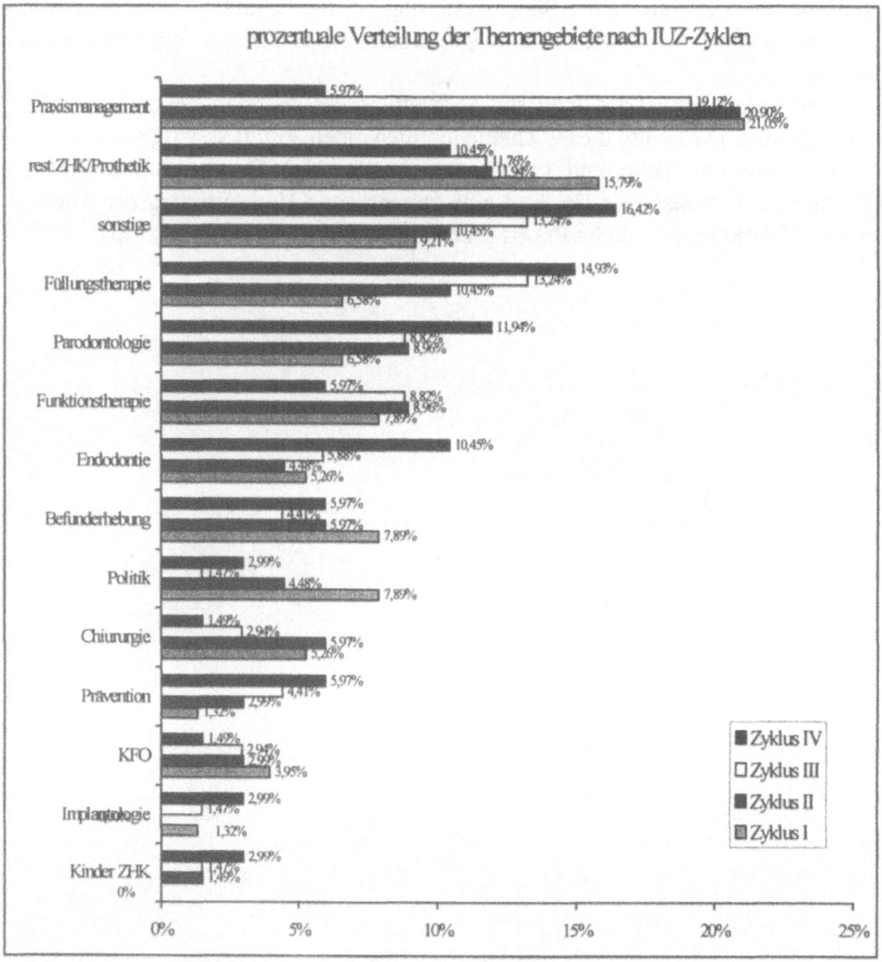

Abbildung 2 Verteilung der IUZ-Veranstaltungen nach Themengebieten und Zyklen

Bei den zahnmedizinisch/fachlichen Themengebieten steht die restaurative Zahnheilkunde/Prothetik tendenziell seltener auf dem IUZ-Programm, während

Themen der Füllungstherapie besonders im Hinblick auf die Verwendung neuer Kunststoffe und Verarbeitungsverfahren immer häufiger im IUZ aufgegriffen werden. Ihr Anteil stieg um beachtliche 8,35% auf 14,93%. Ähnliche Entwicklungen zeigen sich im Themenbereich Parodontologie und auf niedrigerem Niveau auch in der Prävention, die in Anbetracht vermehrter Parodontalerkrankungen und einer zunehmenden Sensibilisierung für die Erhaltung der Zahngesundheit als besonders relevant für künftige Behandlungskonzepte angesehen werden können.

Hervorzuheben ist die deutliche Ausweitung des endodontischen Stoffgebiets im 4. Zyklus. Dort hatte dieser Themenbereich einen Anteil von 10,45%.

Der kontinuierliche und beachtliche Anstieg der Themengruppe ‚sonstige Themen' auf zuletzt 16,42% lässt eine zunehmende Verbreiterung der Themenpalette für die zahnärztliche Praxis erkennen.

6. Wesentliche Aspekte für die Professionalität in der institutionellen Weiterbildung

6.1 Das Lernen Erwachsener in der institutionellen Weiterbildung

Die Situation des erwachsenen Teilnehmers von Weiterbildungen ist durch ein ganz besonderes Spannungsfeld gekennzeichnet. Es besteht zwischen der eigenen Persönlichkeit und den individuellen Lebensumständen einerseits sowie den institutionellen und gesamtgesellschaftlichen Bedingungen andererseits.

So muss sich jeder Erwachsene den Ansprüchen einer zunehmend komplexeren äußeren Lebenssituation stellen. Hier wirken die immer rasanteren technischen Entwicklungen genauso, wie die stetigen Änderungen wirtschaftlicher und politischer Bedingungen und das gesellschaftliche Leistungsprinzip. Sie erfordern eine kontinuierliche Weiterentwicklung und Neuorientierung des Einzelnen zur Wahrung und zum Ausbau seiner beruflichen, ökonomischen und sozialen Situation. Andererseits haben lebensgeschichtliche Ereignisse und Erfahrungen die einzigartige Persönlichkeit jedes Erwachsenen geprägt und ein spezifisches Set von Deutungs- und Handlungsmustern hervorgebracht, durch die die Wahrnehmung derartiger Weiterentwicklungen und Neuerungen gefiltert und geordnet wird.

Das Lernen der Erwachsenen unterscheidet sich vom Lernen der Jugendlichen oder der Kinder. Es ist durch einige Besonderheiten gekennzeichnet.

So führt die Dichte der Erfahrungen und Interpretationsmuster beim erwachsenen Lerner zu einer größeren Vorbestimmtheit als bei Kindern und Jugendlichen. Das bedeutet, dass ihre Phantasie und ihre Offenheit stärker eingeschränkt sind, dass aber das „Anschlusslernen", bei dem neue Inhalte mit bestehenden subjektiven Strukturen verknüpft werden, begünstigt wird. Das Lernen Erwachsener vollzieht sich auf vielerlei Arten, sei es im Arbeitsprozess, am Computer oder im Rahmen von speziellen Weiterbildungsveranstaltungen, aber die Teilnahme Erwachsener an Bildungsmaßnahmen ist – abgesehen von einigen Veranstaltungen in der betrieblichen Weiterbildung – fast immer freiwillig. Erwachsene bringen das in ihrer beruflichen und persönlichen Entwicklung erworbene Wissen und Können als Teilnehmer in die Erwachsenenbildung mit ein. Ihre Qualifikationen sind nicht selten ebenso groß, in Teilen sogar größer als die der Lehrenden, so dass das didaktische Gefälle geringer ist als im schulischen Alltag (vgl. Schüßler 2000, Siebert 1999).

Heute hat sich die Einsicht durchgesetzt, dass die Wahrnehmung und das Verhalten Erwachsener durch subjektive Deutungsmuster bestimmt werden, die nicht auf objektiv vorgegebenen, sondern subjektiv konstruierten Lebenswelten beruhen. Diese Einsicht hat in der Erwachsenenpädagogik zu heftigen Grundsatzdiskussionen geführt und wesentliche neue Erkenntnisse hervorgebracht.

Lange Zeit wurde das Lernen Erwachsener nach Maßgabe objektivistischer Input-Output-Lerntheorien betrachtet, die von einem linearen Vermittlungsprozess ausgehen, wie ihn Siebert sehr anschaulich beschreibt. „Die Lehrenden repräsentieren als Experten Ausschnitte der Wirklichkeit und der Wahrheit, die Lernenden eignen sich diese Informationen an, sie „verinnerlichen" die Außenwelt. Aufgabe der Lehrenden ist es, diese Lerngegenstände verständlich, anschaulich, alters- und zielgruppengemäß darzubieten. Lernstörungen treten vor allem dann auf, wenn die Lernenden nicht motiviert sind, abgelenkt oder ermüdet sind, nicht genau zuhören, wenn sie – vor allem im Alter – vergesslich sind oder wenn sie nicht abstrahieren oder generalisieren können." (Siebert 1991, S.75)

Diese Konzeption ist heute, insbesondere mit Blick auf die Erkenntnisse des Konstruktivismus, nicht länger haltbar. Diese Denkrichtung führt uns vor Augen, dass eine objektive Realität nicht gegeben ist. Der Mensch konstruiert seine Vorstellungen von der Wirklichkeit vielmehr auf der Grundlage von Bedeutungsmustern, die er den Dingen, Situationen und Menschen nach seinen Erfahrungen beimisst. Für die Aufnahme neuen Wissens wirkt diese subjektive Weltsicht wie ein Relevanzfilter, der den Ablauf und das Ergebnis von Lernprozessen wesentlich bestimmt. Der Erwachsene gestaltet seinen Lernprozess selbst und nach subjektivem Ermessen. So wird ein Weinliebhaber beim Lesen eines Reiseführers über die Toskana die Informationen über Weinanbaugebiete und -lagen sicher nicht übersehen, während ein begeisterter Wassersportler eher Informationen zur Beschaffenheit der Küste und zu den Sportmöglichkeiten wahrnimmt.

Seit den 90er Jahren konnten sich die Ideen und Modelle des pädagogischen Konstruktivismus manifestieren, dessen Relevanz für die Erwachsenenbildung vor allem von Rolf Arnold und Horst Siebert herausgearbeitet und in zahlreichen Veröffentlichungen diskutiert wurde (u.a. Arnold/Siebert 1995).

Der radikale Konstruktivismus ist eine Erkenntnistheorie, in der die Erkenntnisse der Natur- wie der Sozialwissenschaften zusammenfließen, sich verschränken. Seine besondere Prägung erhält er durch neurobiologische und kognitionspsychologische Analysen, aber auch durch Beiträge vieler anderer Disziplinen, z.B. der Kybernetik, der Systemtheorie, der Kommunikationswissenschaften oder Wissenssoziologie. „Der radikale Konstruktivismus verabschiedet das ehrwürdige Bild des Menschen als erkennender Entdecker, dessen Aufgabe darin besteht, die Wahrheit über die Welt herauszufinden, in die er als objektiver Betrachter eintritt." (v. Glasersfeld 1992, S.31)

Unsere sinnliche Wahrnehmung ist keineswegs objektiv. Das wissen wir z.B. von optischen Täuschungen, das wird aber auch durch wissenschaftliche Erkenntnisse belegt. So haben die Neurobiologen gezeigt, dass Farbe nur ein Aktivitätszustand unseres Nervensystems ist. Wir nehmen die Dinge wahr, wie sie uns erscheinen und wie sie mit unseren kognitiven Strukturen vereinbar sind. Es ist also nicht eindeutig, was wir erkennen, sicher ist nur, dass wir erkennen. Mit Hilfe dieser Erkenntnisse orientieren wir uns und steuern unser Handeln. Folglich beschäftigt sich der Konstruktivismus nicht damit ,WAS wir wahrnehmen, sondern WIE wir wahrnehmen und formuliert dazu folgende wesentlichen Aussagen (vgl. Siebert 1999, Arnold u.a. 1999).

- Menschen sind operational geschlossene, autopoietische und selbstreferenzielle, Systeme.

Als autopoietisches System ist der Mensch ein lebendes System, das sich ständig selbst erneuert und diesen Prozess so regelt, dass seine Selbsterhaltung nicht gefährdet wird. Der Mensch ist ein geschlossenes System, er tritt nicht aus sich selbst heraus. Einflüsse von außen werden aufgenommen, aber nur innerhalb der eigenen kognitiven Systemzustände verarbeitet. Die Referenzen für das, was uns wichtig, sinnvoll und interessant erscheint, liegen nur in jedem Menschen selbst, seine Einschätzungen sind selbstreferentiell.

- Äußere Realitäten sind uns sensorisch und kognitiv unzugänglich.

Die Wahrnehmung einer objektiven Wirklichkeit ist nicht möglich. Die auf unseren Sinnesempfindungen und unseren kognitiven Strukturen basierende Wahrnehmung lässt nur eine subjektspezifische, scheinbare Wahrnehmung zu.

- Menschen sind durch biographisch geprägte, psycho-physische, kognitive und emotionale Strukturen determiniert.

Lebenserfahrungen und –erkenntnisse, die psychische und physische wie die kognitive und emotionale Verfasstheit des Individuums sind eng mit einander verknüpft. Sie wirken aufeinander und miteinander und regeln die Auswahl und Verarbeitung von Neuem und Interessantem.

- Mit der Umwelt sind Menschen lediglich strukturell gekoppelt.

Jeder Mensch wandelt die Impulse von außen in seinem Nervensystem nach Maßgabe seiner spezifischen Strukturen, aber er reagiert nicht nur auf seine Umwelt. Mensch und Umwelt sind aufeinander angewiesen. Sie „reizen“ sich gegenseitig und bewirken so wechselseitige Strukturveränderungen, was auch als strukturelle Kopplung bezeichnet wird.

- Die jeweils erzeugte Wirklichkeit ist eine viable Konstruktion, die von anderen Menschen geteilt wird und die sich biographisch und gattungsgeschichtlich als lebensdienlich erwiesen hat.

  Dem Wahrnehmen, Denken, Lernen liegt ein pragmatisches Interesse zugrunde. Es soll dazu dienen, sich in einer unübersichtlichen und komplexen Welt zurecht zu finden. Demnach richtet sich der Wissenserwerb nicht nach der Wahrheitsfindung sondern nach dem Viabilitätsprinzip, d.h. der Mensch nimmt nur das wahr, was zum bisherigen Wirklichkeitskonstrukt und für den jeweiligen Wirkungszusammenhang passend, brauchbar oder funktional erscheint.

  Auf der Ebene der Intersubjektivität wird das Verhalten Anderer dann als passend wahrgenommen, wenn es den Erwartungen entspricht und mit den eigenen Strukturen kompatibel ist. Dann wird das eigene Schema verstärkt, denn es erscheint wahrscheinlicher, dass bestimmtes (Gemeinschafts-)Wissen sich auch in anderen Menschen (Systemen) als viabel gezeigt hat.

  Auch hier liegt eine strukturelle Kopplung zwischen Subjekten vor, die sich wechselseitig beeinflussen.

- Menschen können als selbstgesteuerte „Systeme“ nicht von der Umwelt determiniert werden, sondern allenfalls perturbiert, d.h. „gestört“ und angeregt werden.

  Die Wahrnehmungs- und Verarbeitungsprozesse in lebenden Systemen wie dem Menschen oder in Organisationen regulieren sich selbständig. Sie sind aufgrund ihrer zirkulären Wechselwirkungskräfte nicht von außen steuerbar. Allerdings können Perturbationen, „Störungen“ von außen auftreten, die das autopoietische System Mensch nicht instruieren, sondern die es zu Veränderungen seiner Denk- und Handlungsstrukturen anregen, weil diese Veränderungen als sinnvoll und nutzbringend erachtet werden.

Der Konstruktivismus ist keine Supertheorie, die andere Theorien widerlegt und er ist in der Pädagogik nicht unumstritten. Durch die Sichtweise des Konstruktivismus werden jedoch Erkenntnisse gewonnen, die eine eingehende Auseinandersetzung mit der Konstruktivität, Pluralität und Eigendynamik von Erwachsenenbildungsprozessen in Gang gebracht und die Regeln der Didaktik verändert haben.

Für ein Gelingen institutionalisierter Erwachsenenbildung ergeben sich daraus verschiedene Prämissen (vgl. Schüßler 1999).

- Wissenserwerb ist handlungsorientiert

  Der Wissenserwerb Erwachsener ist pragmatisch. Er orientiert sich an der Nutzbarkeit der angebotenen Lerninhalte.

Dabei wird der Lernende durch Ziele und Lernmotive geleitet, die er selbst festlegt und die häufig durch die Suche nach Lösungsansätzen für ein bestehendes Handlungsproblem geprägt sind.

Insofern kann eine handlungsorientierte Seminarkonzeption nur dann motivations- und kompetenzfördernd sein, wenn der Teilnehmer selbst eine Aufgabenstellung für sein Handlungsproblem einbringen oder übernehmen kann, weil er einsieht, dass es dort etwas zu lernen gibt. Für diesen Lern- und Erkenntnisprozess spielt die Aufrechterhaltung seiner Handlungsfähigkeit unter der Prämisse biographischer Kontinuität entsprechend der Viabilitätsthese eine wesentliche Rolle, d.h. der Teilnehmer einer Bildungsmaßnahme wird keine Lerninhalte aufgreifen und umsetzen, die für ihn zu identitätsbedrohenden Struktur- und Verhaltensänderungen führen. Man kann z.B. nicht davon ausgehen, dass sich jahrelang praktizierte berufliche Handlungsweisen durch die Teilnahme an einer Fortbildung revidieren lassen. Es besteht vielmehr die Gefahr, dass sich die Teilnehmer schnell unter Druck gesetzt und in ihrem Gleichgewicht bedroht fühlen und ihre Mitarbeit im Seminar verweigern.

Bei der Seminarplanung können die Lernproblematiken der Teilnehmer nicht vorherbestimmt werden, der Umgang mit ihnen kann jedoch situativ, d.h. durch die Einbettung der Inhalte in Kontexte unterstützt werden. Zum einen wird so das Anschlusslernen erleichtert, zum anderen fördert die Verknüpfung von Seminar- und Praxissituation auch den Wissenstransfer.

- Wissenserwerb ist selbstgesteuert

  Das Lernen der Erwachsenen ist selbstorganisiert, weil sich die Informationsverarbeitungsprozesse in einem lebenden System selbständig regulieren und wegen ihrer dynamischen und zirkulären Wechselwirkungskräfte nicht von außen steuern lassen.

  Lernen kann angeregt, gefördert, erleichtert oder verstärkt, aber nicht von außen erzwungen werden. Der Versuch, die Strukturen des Menschen zu manipulieren und damit seine Identität zu gefährden, führt zu Abwehrreaktionen und Lernwiderständen.

  Für die Erwachsenenbildung bedeutet das, dass die Lehrenden das Lernen der Teilnehmer nicht gezielt erzeugen können. Ihre Aufgabe ist darauf gerichtet Rahmenbedingungen zu schaffen, die den Lernenden die Selbstorganisation ermöglicht. So spricht Arnold auch von einer „Ermöglichungsdidaktik" statt von einer „Erzeugungsdidaktik" (u.a. Arnold 1999a). „Die gesamte pädagogische Situation sollte so vielfältig und anregend gestaltet sein, dass die Teilnehmer je nach individueller Lage wichtige und aufschlussreiche Lernerfahrungen machen können." (Siebert 2002, S.44). Dabei steht das WIE des Lernens eindeutig im Mittelpunkt.

- Bedeutungen werden in Kooperationen bestimmt

  Auf der Grundlage seiner kognitiven Strukturen und Deutungskonzepte entwickelt jeder Erwachsene seine individuellen, einzigartigen Konstrukte der Wirklichkeit, in der verschiedene Aspekte ein besonderes Gewicht haben, andere dagegen gar nicht vorkommen. Diese perspektivischen Beschränkungen sind notwendig, um mit der komplexen Lebenswelt zurecht zu kommen. In Interaktionen mit anderen werden solche unterschiedlichen Vorstellungen erkennbar und können die Selektions- und Verarbeitungsprozesse auslösen, die das Lernen erst ermöglichen. Solche Differenzerfahrungen sind in der Erwachsenenbildung der Motor für Lehr- und Lernprozesse. Einerseits fördern sie Neugier und Interesse. Andererseits erfordern sie Offenheit und Toleranz, Selbstreflexion der eigenen Sichtweise, Anerkennung der Perspektiven anderer sowie die Verständigung über gemeinsame Schnittmengen und konsensuelle Bereiche der Wirklichkeitskonstruktionen (vgl. Siebert 1999).

  Hier wie beim selbstgesteuerten Lernen kann die Gestaltung der Rahmenbedingungen von großer Bedeutung sein. Das bezieht sich auf die Motivation der Lernenden, die Konstellation der Aufgaben, Lernanreize sowie auf die Inszenierung organisatorischer Bedingungen.

  „Da Erwachsene aufgrund individueller Biographien und Lebenslagen unterschiedliche Bewertungen vornehmen, da gerade die Differenzen und nicht die Einverständnisse den Horizont erweitern, ist die Pluralität und nicht die Vereinheitlichung aller Ansichten ein ‚Gütezeichen' für Bildungsveranstaltungen." (Siebert 2002, S.44)

Die Beachtung der besonderen Lernsituation Erwachsener ist eine wesentliche Aufgabe professioneller Weiterbildner und für den Erfolg einer Weiterbildungsmaßnahme von großer Wichtigkeit. Neben den Lernerfolg treten allerdings noch andere z.T. damit eng verbundene Erfolgsfaktoren, die im Qualitätskonzept jeder Institution zu berücksichtigen sind und den Gesamterfolg gemeinsam bestimmen.

6.2 Qualität in der institutionellen Weiterbildung

Was ist unter Qualität in der institutionellen Weiterbildung zu verstehen? Woran lässt sie sich festmachen? Wird die Qualität durch die Zufriedenheit der Teilnehmer am Ende der Maßnahme festlegt? Oder stimmt sie vor allem dann, wenn die Ziele der Weiterbildungsträger erreicht werden konnten?

Anfang der 90er Jahre wurde im Bildungsbereich Weiterbildung eine heftige Qualitätsdiskussion durch die Auseinandersetzung mit dem Qualitätssicherungskonzept nach der Normenreihe DIN EN ISO 9000ff in Gang gebracht. Sie rückte gezielt die Organisationsqualität institutioneller Weiterbildung ins Blickfeld und sensibilisierte die Akteure in den Weiterbildungseinrichtungen für eine systembezogene Ausrichtung ihres Denkens und Handelns. Qualität wird heute auch in Einrichtungen der Weiterbildung mehr und mehr als wesentliches Unternehmensziel angesehen und als Bestandteil der Unternehmenskultur verstanden. Das Qualitätsmanagement zum Aufbau, zur Sicherung und zur Entwicklung von Qualität wird als langfristige Aufgabe verstanden.

Das mit der ISO 9000ff vorgestellte Konzept zur Entwicklung von Qualitätsmanagementsystemen wurde ursprünglich für die Industrie entwickelt. Ihm liegt ein Qualitätsverständnis zugrunde, das sich allein an normierbaren Kriterien und Erwartungen orientiert, die die Abnehmer einem Produkt zuordnen. Sein Wirkungsmechanismus basiert auf der Vereinbarung von Standards und Normen und ist auf die Gewährleistung der Kundenzufriedenheit hin ausgerichtet. Es hat sich allerdings gezeigt, dass die ISO 9000ff nur bedingt auf den Bildungsbereich übertragen werden kann, zumal sich die Herstellung von industriell gefertigten Produkten und die Gestaltung von Weiterbildungsmaßnahmen in einigen Punkten grundlegend unterscheiden (vgl. Arnold 1999b).

So ist im Bereich der Weiterbildung keine isolierte Qualitätsbetrachtung des „Produkts“ möglich, denn hier sind der „Abnehmer“ als lernendes Subjekt und das „Produkt“ untrennbar miteinander verbunden. Die Qualität des „Produkts Bildung“ schließt immer die Aneignungsprozesse mit ein, deren didaktische Gestaltung dem erwachsenen Lerner gerecht werden muss, indem sie ihm die eigenständige Erschließung der Inhalte unter Berücksichtigung seiner speziellen Ausgangssituation ermöglicht.

Die Qualität dieser Weiterbildungsprozesse kann nicht durch ein Korsett festgelegter Standards und Normen gesichert werden, in dem die notwendige Dynamik und Weiterentwicklung erstarren würde. Die Qualitätssicherung muss vielmehr die inhaltlichen Dimensionen der Weiterbildung berücksichtigen.

Außerdem kann sie sich nicht auf die Erfolgsgröße der Kundenzufriedenheit beschränken. Sicher spielt die Teilnehmerzufriedenheit eine wichtige Rolle, denn unzufriedene Teilnehmer kommen meist nicht wieder und der Maßnahme wird nur eine gute Qualität bescheinigt, wenn sie dem Teilnehmer gefallen hat. Die Teilnehmerzufriedenheit allein kann den Erfolg von Weiterbildung allerdings nicht erfassen, denn „Man kann nichts gelernt haben und dennoch sehr zufrieden sein.“ (Gieseke 1997, S.39) So hat Arnold auf der Grundlage einer empirischen Studie drei weitere *Erfolgsgrößen* definiert, auf die die Qualität von Weiterbildung abzielen soll (vgl. Arnold 1999b). Neben dem Zufriedenheitserfolg nennt er den Legitimationserfolg, der für die Weiterbildungsinstitutionen von Interesse ist, um gegenüber Geldgebern und Nachfragern, den Arbeitgebern ihrer Teilnehmer

	Verzerrungen • kriterienloses Urteilen • punktuelles Reagieren • keine Strategie der QS (learning by crisis)	Kriterien • Zustimmung • Akzeptanz • Wohlfühlbekundungen • („happiness-sheets“)	
Kriterien • Dropout-Quote • Kosten • Imagewirkung	LEGITIMATIONS-ERFOLG **QUALITÄT**	ZUFRIEDENHEITS-ERFOLG **QUALITÄT**	Verzerrungen • Gruppendynamik • Unzufriedenheit mit eigener Leistung • Projektionen
Kriterien • Behaltensleistung, Problembewusstsein u.ä. • valide Leistungsbeurteilungen • reliable Messung	**QUALITÄT** LERN-ERFOLG	**QUALITÄT** TRANSFER-EROLG	Verzerrungen • keine geeigneten Rahmenbedingungen für Anwendung • keine Akzeptanz durch Kollegen etc. • mangelnder Praxisbezug
	Verzerrungen • keine Validität • keine Reliabilität • Begrenzung auf Speicherwissen	Kriterien • Anwendung des Gelernten • Langfristigkeit • Nachhaltigkeit	

Abbildung 3 Die „Viereckigkeit“ von Qualität nach Arnold 1999b, S.91

oder gegenüber ihren Konkurrenten ein positives Image aufbauen zu können. Hinzu kommen der Lernerfolg und der Transfererfolg, denn nur wenn das Erlernte langfristig verstanden und umgesetzt wird, können wir von einem nachhaltigen Erfolg ausgehen. Die Feststellung dieser Erfolge ist allerdings nicht immer einfach, da ihre Überprüfung häufig mit einem sehr hohen Aufwand verbunden ist, wie etwa die Ermittlung des Transfererfolgs nach Abschluss einer Maßnahme. Zudem sind die Erfolgskriterien meist miteinander verwoben. So fördert z.B. die positive Einstellung eines zufriedenen Teilnehmers den Lernerfolg, der wiederum als Voraussetzung für einen erfolgreichen Transfer des Erlernten in sein Berufsfeld erforderlich ist. Arnold hat die Erfolgskomponenten, denkbare Prüfkriterien und möglicherweise auftretende „Verzerrungen“ in einem Schema zusammengefasst, um den Weiterbildnern eine Orientierungshilfe für die Bestimmung und Kontrolle ihrer Qualitätsziele anhand zu geben. Dabei unterstellt er eine „gute Weiterbildungsqualität“, wenn für alle Erfolgsarten positive Bewertungen festgestellt werden können (vgl. Arnold 1999b).

Jeder Weiterbildungsträger ist für seine Bildungsangebote verantwortlich, insbesondere für ihre Qualität und damit auch für die Durchführung geeigneter Qualitätssicherungsmaßnahmen. Dazu muss sich die Einrichtung zunächst über ihre jeweiligen Zielvorstellungen, ihre Leitgedanken klar werden, nach denen die Qualität ausgerichtet sein soll. Sie sind die Reflexionsgrundlage für eine professionelle Qualitätssicherung in allen Bereichen des weiterbildungsorientierten Handelns. Die Optimierung professionellen Handelns erfordert zudem transparente Strukturen und Prozesse, die Offenlegung von Schnittstellen und die Klärung von Zuständigkeiten in der Institution.

Damit sind die Voraussetzungen für eine qualitätsorientierte Regelung der wesentlichen Faktoren und Prozesse bei der Gestaltung von Weiterbildung geschaffen. Diese werden üblicherweise drei Qualitätsbereichen zugeordnet,

- der *Organisations- und Planungsqualität*
  Sie betrifft die Ausgangslage bzw. die Aktivitäten zur Konzeption und Planung vor dem Beginn der Weiterbildungsmaßnahme
  => Ressourcen der Bildungseinrichtung, Eingangsvoraussetzungen der Teilnehmer, Kompetenz der Lehrenden, Planungsverfahren, curriculare Elemente etc.
- der *Durchführungsqualität*
  => didaktische Faktoren, gruppendynamische Prozesse, Kommunikationsaspekte etc.
- der *Ergebnisqualität*
  Sie betrifft die längerfristigen und nachhaltigen Wirkungen nach Abschluss der Weiterbildungsmaßnahme
  => Umsetzung erlernter Kenntnisse und Fähigkeiten, Verhaltensänderungen, ökonomische, soziale oder kulturelle Wirkungen etc.

Daneben werden in jüngerer Zeit auch Qualitätsbereiche wie *Service-, Support- und Systemqualität* genannt.

Um eine unnötige Bürokratisierung zu vermeiden, hat es sich im Bereich der Weiterbildung als pragmatisch erwiesen, in erster Linie die für den Einrichtungserfolg wesentlichen „Schlüsselprozesse" zu regeln und für diese messbare oder beschreibend wertende Qualitätskriterien zu erarbeiten, mit deren Hilfe schließlich überprüft werden kann, inwieweit die angestrebten Qualitätsziele erreicht werden konnten (vgl. Gnahs 2000, Küchler 1999).

Für die Kontrolle der Qualitätskriterien stehen verschiedene Verfahren zur Verfügung. Das sind z.B. formale Raster für die räumliche Ausstattung, Checklisten als Grundlage für die Einhaltung von Mindeststandards, Vergleich von Kennzahlen mit anderen offiziellen Indices, Abgleich von Qualitätskriterien in Gütegemeinschaften, Mitarbeiter- oder Teilnehmerbefragungen. Auf die Möglichkeiten der Evaluation verschiedener Qualitätsbereiche geht das folgende Kapitel zum Evaluationsverständnis noch näher ein.

Entscheidend für den Erfolg der Qualitätssicherung ist letztlich eine umfassende und zeitnahe Rückmeldung festgestellter Qualitätsabweichungen und ihre systematische Reflexion. Dadurch wird nicht nur die Qualitätssicherung gewährleistet, die aus der Aufdeckung und Reflexion von Fehlern, Schwachstellen oder Problemfällen resultierenden Erkenntnisse geben ebenso aufschlussreiche Impulse für die Qualitätsentwicklung. Bei der Ursachenermittlung und den daraus abzuleitenden kreativen Veränderungen und Entwicklungen in der Institution zahlt sich eine aktive und verantwortungsvolle Einbindung der Mitarbeiter in die Qualitätsbemühungen der Einrichtung besonders aus, denn motivierte, vorausschauend denkende Mitarbeiter sind eher in der Lage die Möglichkeiten des Regelkreises zu erkennen und zu nutzen. Sie verstehen es eher aufgrund der Qualitätsrückmeldungen Probleme zu verhindern oder einzudämmen bevor sie an Bedeutung gewinnen und neue Entwicklungen einzuleiten.

Es wird deutlich, dass Qualitätssicherung auf „der Qualität und dem Qualitätsbewusstsein des pädagogischen Planungs- und Lehrpersonals“ basiert (Arnold 1999b) und dass Professionalität und Qualität in der Weiterbildung stets in einem wechselseitigen Bezug zueinander stehen.

Die dargelegten Aspekte zur Qualität in der Weiterbildung zeigen, dass es „die Qualität“ nicht gibt. Qualität ist ein Konstrukt, das von den Weiterbildnern in den Einrichtungen konzipiert werden muss. Die Gewichtung und Festlegung der Kriterien und die Verantwortung für ihre Einhaltung liegt in ihrer Profession (vgl. Gieseke 1997). Die Auseinandersetzung mit den einrichtungsübergreifenden Qualitätskonzepten wie der Zertifizierung nach ISO 9000ff hat gezeigt, dass übergreifende Standards eher dazu führen Bestehendes festzuschreiben. Da aber gerade das sich ständig ändernde Umfeld der Weiterbildung Dynamik und Anpassungsfähigkeit erfordert, haben sich die Qualitätskonzepte entsprechend weiterentwickelt. Statt der fertigen, überzustülpenden Lösung werden heute zunehmend selbstentwickelte Konzepte bevorzugt. Hier können Bausteine aus anderen Qualitätskonzepten einfließen, aber das Ergebnis ist maßgeschneidert. Es ermöglicht der Einrichtung die Vermeidung von unnötigen Reibungsverlusten im Umgang mit oft nur schwer integrierbaren formalen Lösungen und findet eine entsprechend höhere Akzeptanz.

Heute geht es nicht mehr darum „Qualitätsstandards (zu) formulieren, sondern Qualitätsziele, nicht Qualitätssicherung (zu) betreiben, sondern Qualitätsentwicklung.“ (Gnahs 2000, S.26)

6.3 Evaluationsverständnis

Die Evaluierung pädagogischer Gegenstände hat sich insbesondere seit Mitte des vergangenen Jahrhunderts entwickelt. Sie geht auf sozialwissenschaftliche Ansätze zurück und untersucht die Wirksamkeit von Bildungsmaßnahmen, -programmen, -institutionen und -systemen. Evaluierung zielt aber nicht allein auf die Erfolgskontrolle, sie beschäftigt sich vielmehr auch mit der Bewertung des pädagogischen Geschehens im jeweiligen historischen, sozialen, kulturellen, ökonomischen und politischen Umfeld (vgl. Wesseler 1999; Götz 1998).

Evaluierung versucht Fakten, Wirkungsgefüge und Einschätzungen aufzudecken, die die Transparenz des Bildungsgeschehens erhöhen, seine Steuerung positiv unterstützen und zur optimaleren Gestaltung von Bildungsmaßnahmen beitragen. Auf diese Weise dient sie auch den Legitimationsbedürfnissen der Bildungsinitiatoren.

Da das Bildungsgeschehen durch das Zusammenspiel zahlreicher Faktoren bestimmt wird und in längeren Prozessen verläuft, ergeben sich unterschiedliche *Evaluierungsfelder* (vgl. Wesseler 1999; Götz 1998). Diese lassen sich in Anlehnung an Stuffelbeam et al. (1971),Windham (1988) und Schindler (1977) wie folgt unterscheiden (vgl. auch Götz 1999; Jagendlauf 1989).

- Evaluierung der Rahmenbedingungen
  ➔ Sie fragt nach der Bedeutung übergreifender Zielvorgaben und nach dem sozialen, ökonomischen, kulturellen und politischen Kontext.

- Evaluierung des Inputs
  ➔ Sie setzt bei der Untersuchung der Planung und Konzeption an und beschäftigt sich mit den Faktoren, die im Vorfeld des Bildungsgeschehens von Bedeutung sind, wie
    - materielle Ressourcen
    - Eingangsvoraussetzungen der Teilnehmer
    - Kompetenz der Lehrenden
    - Planungsverfahren
    - curriculare Elemente

- Prozessevaluierung
  ➔ Sie untersucht die didaktischen Faktoren wie Medien, Methoden, gruppendynamische Prozesse oder das Informations- und Kommunikationsgeschehen, die den Erfolg des Bildungsgeschehens in der Durchführungsphase beeinflussen können.

- Evaluierung des Lernergebnisses
  ➔ Sie untersucht den Lernerfolg der Teilnehmer am Ende der Maßnahme und bezieht ggf. aber auch die Untersuchung von institutionspolitischen Gegebenheiten oder Einstellungsänderungen bei den Lehrenden mit ein.

- Evaluierung der nachhaltigen Wirkungen
  ➔ Sie untersucht die längerfristigen Folgen des Bildungsgeschehens wie
    - die Umsetzung erlernter Kenntnisse, Fähigkeiten und Verhaltensänderungen der Bildungsteilnehmer, aber auch mögliche Hemmnisse des Lerntransfers
    - ökonomische Wirkungen, wie sie sich an der Einkommensentwicklung festmachen lassen
    - soziale und kulturelle Wirkungen, die sich u.a. in der Karriereentwicklung widerspiegeln können

Je nach Zielsetzung und Gegenstandsbereich der Evaluierung werden des Weiteren verschiedene *Evaluierungsformen* unterschieden.

- diagnostische Evaluation	vor Beginn der Maßnahme
- formative Evaluation	im Verlauf der Maßnahme
- summative Evaluation	nach dem Ende der Maßnahme
- Teilevaluation	greift einzelne Aspekt oder Dimensionen auf
- Gesamtevaluation	ist eine umfassende Untersuchung mit dem Schwerpunkt auf ausgewählten Aspekten
- subjektive Evaluation	basiert auf Angaben und Beobachtungen, die unmittelbar von den evaluierten Personen stammen
- objektive Evaluation	basiert auf Rückschlüssen aus dem Verhalten der evaluierten Personen
- interne oder externe Evaluation	je nach der Herkunft des Evaluators

So vielfältig wie die hier nur knapp umrissenen Evaluationsfelder und Evaluationsformen sind auch die möglichen *Evaluationsmethoden* zur Erfassung der notwendigen Informationen. Sie reichen von der schriftlichen mehr oder weniger standardisierten Befragung über das persönliche Interview, die Selbst- oder Fremdbeobachtung und diverse Tests bis hin zur Meta-Evaluierung, die die abgeschlossene Evaluierung weiterverarbeiten will.

In der Zusammenfassung der Vor- und Nachteile der wichtigsten Methoden kommen die Unterschiede in den Anwendungs- und die Nutzungsmöglichkeiten der einzelnen Methoden besonders zum Ausdruck.

- die schriftliche, standardisierte Befragung
  - ➔ Vorteile einer hohen Standardisierung: u.a. die hohe Objektivität und Vergleichbarkeit, schnelle Auswertungsmöglichkeiten und kurze Vorbereitungs- und Beantwortungszeiten
  - ➔ Nachteile: u.a. die begrenzte Zahl der Antwortmöglichkeiten und die fehlende unmittelbare Kommunikation zwischen Interviewer und Befragtem
  - ➔ Anwendung: vor allem bei der Lernerfolgs- und Wirkungsevaluation, insbesondere dort, wo große Teilnehmerzahlen angesprochen werden

- das Interview
  - ➔ Vorteile: die Möglichkeit zur differenzierten Datenerhebung auch bei heterogenen Teilnehmeraussagen und die direkte Kommunikation zwischen dem Befragten und dem Interviewer, die möglichen Antwortlücken oder Verständnisproblemen entgegenwirkt
  - ➔ Nachteile: die Abhängigkeit der Datenqualität von Erfahrung und Geschick des Interviewers, der hohe Zeitaufwand für die Datenerhebung und die eingeschränkte Vergleichbarkeit der Daten
  - ➔ Anwendung: insbesondere bei der Evaluation des Maßnahmenverlaufs und bei der Untersuchung des Lernerfolgs sowie der nachhaltigen Wirkungen

- Selbst- oder Fremdbeobachtung
  - ➔ Vorteile: Einblick in Eigen- oder Fremdbilder, die aus den durch Beobachtung gewonnenen Verhaltensdaten abgeleitet werden können.
  - ➔ Nachteile: Abhängigkeit von den Fähigkeiten des Beobachters untersuchungsrelevantes Verhalten zu erkennen und zu interpretieren
  - ➔ Anwendung: vor allem bei der Evaluation des Maßnahmenverlaufs und der Wirkung im Hinblick auf Verhaltensänderungen

- Tests
  - ➔ Vorteile: ökonomisches und aussagefähiges Instrument insbesondere bei großen Teilnehmergruppen
  - ➔ Nachteil: erfordert eine sehr exakte Beschreibung und Messung der zu untersuchenden Kriterien
  - ➔ Anwendung: vor allem zur Evaluation von Lernerfolg und Lerntransfer

Vor dem Hintergrund dieses Evaluationsverständnisses ist die hier vorgestellte Untersuchung zum einen eine summative Evaluation nach dem Abschluss des Fortbildungszyklus. Zum anderen ist sie eine Gesamtevaluation, die sich nicht auf einzelne Teilaspekte beschränkt, wohl aber den Untersuchungsschwerpunkt auf die nachhaltige Wirkung der Gesamtmaßnahme legt.

Die Entscheidung über das methodische Vorgehen ist aufgrund des großen Teilnehmerkreises und mit Blick auf die Aspekte Objektivität und Vergleichbarkeit der erhobenen Datenmengen eindeutig zugunsten der schriftlichen, standardisierten Befragung ausgefallen. Sie hat auch den Vorteil kurzer Beantwortungszeiten, der wichtig ist, um die Antwort- und Rückgabebereitschaft der Befragten zu unterstützen.

Die Einzelheiten zur methodischen Gestaltung und Anwendung in dieser Studie werden im Kapitel 7 dargelegt.

7. Konzeption der eigenen Untersuchung

Die von der Bildungseinrichtung vertretenen Ziele und die von ihr konzipierte Fortbildungsgestaltung wurde in Kapitel 5 eingehend erläutert. Durch die Befragung der Fortbildungsteilnehmer wird nun die Zielgruppe der erwachsenen Lerner angesprochen. Unter Berücksichtigung ihrer speziellen Situation sollen die Zahnärzte durch ihre Einschätzung zu Aspekten aus den verschiedenen Gestaltungsbereichen der Fortbildung die notwendigen Informationen zur Beurteilung des IUZ zur Verfügung stellen.

Neben den zu erwartenden Hinweisen für eine Qualitätsverbesserung einzelner Aspekte geht es darum, den Fortbildungserfolg in seinen Dimensionen

- Erreichung der vom Träger gesetzten Ziele
- Teilnehmerzufriedenheit
- Lernerfolg
- Transfer der Erkenntnisse in den Praxisalltag

festzustellen.

Die Analyse der erfolgsrelevanten Wirkungszusammenhänge wird in einem zweiten Schritt durch die Untersuchung möglicher Zusammenhänge zwischen der jeweiligen Berufsphase der Teilnehmer und ihren Erfahrungen mit dem IUZ ausgewertet.

7.1 Aspekte der professionellen Weiterbildung aus der Teilnehmerperspektive

7.1.1 Ausgangslage der Teilnehmer

Ob, wann, wo und an welcher Bildungsmaßnahme ein Erwachsener teilnimmt, bestimmt er üblicherweise selbst. Er geht damit seinen ganz individuellen Zielen, Erwartungen und Motiven nach und sucht in der Fortbildung positive Anregungen oder Lösungsvorschläge für seine aktuellen Handlungsprobleme. Für ihn führt die Bildungsmaßnahme vor allem dann zu sinnvollen Lerneffekten und zum angestrebten Fortbildungsnutzen, wenn seine Ausgangssituation und seine Anliegen dort angemessen berücksichtigt werden.

Um den Nutzen und die Wirkung einer Maßnahme bewerten zu können, ist es wichtig, die spezifische Ausgangslage der Teilnehmer zu erfassen. Das betrifft die individuelle Vorbestimmtheit, die aus Lebenserfahrungen und -erkenntnissen sowie aus psychischen, physischen, kognitiven und emotionalen Determinanten resultiert und die sich daraus ergebenden Fortbildungsmotive und Erwartungen. Diese Erwartungen beziehen sich sowohl auf Veränderungen und Anregungen für die persönliche Situation, als auch auf die institutionellen und organisatorischen Gegebenheiten der Fortbildung, die dem Teilnehmer vielfältige Lernmöglichkeiten eröffnen sollen.

Die Komplexität der Wirkungsfaktoren, die für die individuelle Vorbestimmtheit der Teilnehmer verantwortlich ist, ermöglicht allerdings nur einen begrenzten Einblick. Außerdem wird insbesondere bei der hier untersuchten Maßnahme eine Vielzahl von Teilnehmern angesprochen, von denen jeder seine individuellen Voraussetzungen in die Fortbildung mit einbringt, so dass sich die Erfassung der individuellen Vorbestimmtheit auf einige zentrale Punkte beschränken muss. Diese betreffen u.a. die individuelle Lerngeschichte, d.h. die vorhandenen Kenntnisse und Erfahrungen aus früheren Lernprozessen und die berufliche Entwicklung.

Im einzelnen wird zur Ausgangslage der Teilnehmer folgenden Parametern nachgegangen.

Erfahrungen und Vorleistungen der Teilnehmer

Als Indikatoren für die Erfahrungen und Vorleistungen werden in den vorliegenden Erhebungen zur Erwachsenenbildung vor allem demographische Aspekte berücksichtigt, wie

- Alter
- Geschlecht
- Bildungsabschluss
- berufliche Stellung

Auf die Erhebung der im bisherigen Lebensverlauf erworbenen, individuellen Lernerfahrungen, die sich insbesondere mit Hilfe narrativer Interviews feststellen lassen, muss bei der Untersuchung einer großen Befragungsgruppe aufgrund des erforderlichen Erhebungs- und Auswertungsaufwands wie auch hier meist verzichtet werden.

Außerdem wird die Einordnung und Abgleichung der Daten dadurch erschwert, dass keine Vergleichsdaten zur Verfügung stehen, die – insbesondere bezogen auf die hier vorgestellte Untersuchungsgruppe – Rückschlüsse auf die

Ausgangssituation Selbständiger zulassen. Dazu notwendige Daten sind auch anderweitig kaum ausgewiesen und aufgeschlüsselt, da die Gruppe der Selbständigen nur ca. 10% der Erwerbstätigen insgesamt entspricht (vgl. BMBF 2001, Berichtssystem Weiterbildung VIII) und somit bei großflächigen Erhebungen des Weiterbildungsgesamtgeschehens eine relativ kleine Gruppe darstellt.

Hinsichtlich der *Vorleistungen und Erfahrungen* der IUZ-Teilnehmer ist zu beachten, dass die hier untersuchte Fortbildungsmaßnahme für eine Zielgruppe konzipiert ist, deren Angehörige ähnliche Bildungskarrieren aufweisen. Alle Teilnehmer haben einen akademischen Abschluss als Zahnmediziner. So kann davon ausgegangen werden, dass alle über ein Repertoire von Lernmethoden und -strategien verfügen, das die Aufnahme und Verarbeitung eines durch Vortrag und Demonstration vermittelten Stoffes generell ermöglicht.

Auf die Erhebung früherer individueller Lernerfahrungen musste mit Blick auf den großen Teilnehmerkreis verzichtet werden. Diesem Aspekt, der auf eine Vielzahl spezieller Einzelschicksale abzielt, kann eine strukturierte Befragung nicht hinreichend gerecht werden. Unabhängig davon werden jedoch

- Umfang und Schwerpunkte der zuletzt besuchten Fortbildungen (s. Fortbildungsengagement der Teilnehmer)
- Dauer der Berufserfahrung und zeitliche Distanz zur Hochschulausbildung
- Alter
- Studienorte

als Indikatoren für die Erfahrungen und Vorleistungen der Teilnehmer herangezogen. Sie geben Hinweise auf den Lerntrainingsstand, der für den Zugang zum Weiterbildungsgeschehen und die individuelle Aufnahme und Umsetzung der Inhalte von Bedeutung ist.

Fortbildungsengagement der Teilnehmer

Besondere Zielsetzung des IUZ ist die Förderung der Fortbildungsaktivitäten bei den Teilnehmern. Um festzustellen, ob die gewünschte Impulswirkung erfolgt, muss zunächst das Fortbildungsverhalten vor Beginn der Maßnahme festgestellt werden. Dabei interessieren sowohl das Ausmaß der besuchten Veranstaltungen, als auch die gewählten Themenschwerpunkte.

Da die Palette der möglichen Fortbildungsveranstaltungen sehr groß ist und ihre Zielsetzung von der reinen Produktinformation bis hin zur praktischen Hospitation am Operationstisch/Behandlungsstuhl reicht, werden Sie in zwei Kategorien unterteilt, in die *vorwiegend informellen Veranstaltungen*, wie Ausstellungsbesuche, Vorträge u.ä. und in die *vorwiegend fachlich qualifizierenden Veran-*

staltungen, wie praktische Arbeitskurse. Für diese Kategorien wird die Häufigkeit der Fortbildungsteilnahme im Laufe der letzten drei Jahre vor dem IUZ-Besuch erfragt. Es werden allerdings keine exakten Zahlen oder gar die Zahl der Fortbildungsstunden ermittelt. Mit Blick auf den hier betrachteten, zum Teil mehr als zehn Jahre zurückliegenden Zeitraum erscheinen nur tendenzielle Angaben realistisch. Für die Anzahl der besuchten Veranstaltungen wurden folgende Größenklassen zur Auswahl gestellt, „<= 3", „4-6", „7-9" und „> 9".

Die Häufigkeiten der Veranstaltungsbesuche wie die Themenschwerpunkte werden dem in einem späteren Teil des Fragebogens ermittelten Fortbildungsverhalten für die Zeit nach der IUZ-Teilnahme gegenübergestellt. So können die relevanten Entwicklungstendenzen sichtbar gemacht werden.

Motive und Erwartungen der Teilnehmer

In der freiwilligen, selbst finanzierten Erwachsenenbildung ist die Motivation der Bildungsinteressierten der wesentliche, zentrale Anlass für die Teilnahme und letztlich auch für den Erfolg einer Maßnahme. Anders als im Bereich der Schule oder der betrieblichen Aus- und Weiterbildung kann individuelle Erwachsenenbildung ohne irgendeine Anregung zur Teilnahme nicht stattfinden.

Doch Motivation ist ein Zustand, dessen Zustandekommen und Konstitution nicht nach klar erkennbaren Regeln verläuft. Ihre Entstehung wird durch eine vielschichtige Persönlichkeit in ihrem komplexen, individuellen, subjektiv empfundenen Umfeld beeinflusst. Motivation ist kein unmittelbar beobachtbares Phänomen. So kann die Motivation zur Teilnahme an Weiterbildung aus einem Bündel verschiedener Motive herrühren. Sie kann aber auch durch zufällige Umstände oder Begegnungen hervorgerufen sein. Relevante Einflussfaktoren sind (vgl. Arnold u.a. 1999)

- das gesellschaftliche Lernklima,
  das vom Ausmaß der Anerkennung und der Unterstützung von Weiterbildung durch Staat und Gesellschaft abhängt.
- die Bezugsgruppen der Teilnehmer,
  wie die Familie, Freunde oder andere Fortbildungsteilnehmer
- die jeweilige Lebenslage
  etwa in ökonomischer, beruflicher oder sozialer Hinsicht
- die Persönlichkeitsstruktur
- Bedingungen der Maßnahme,
  wie die Gebühren, die Entfernung, das Themenangebot, das Anspruchsniveau, die Lernumgebung oder die Seminarleitung

Zur Ermittlung und Gewichtung der Ausgangslage, die zum IUZ-Engagement der Teilnehmer geführt hat, konzentriert sich die Befragung auf

- die Veranstaltungsbedingungen und zwar
  - den Informationswert und die Umsetzbarkeit der Inhalte
  - die Lehrenden
  - die Lerngruppe
  - die institutionellen und organisatorischen Bedingungen
  - die gesellschaftliche Anerkennung
- die persönlichen Bedürfnisse der Teilnehmer und zwar
  - die Verbesserung der ökonomischen Situation
  - die Verbesserung der beruflichen Situation
  - die Verbesserung der Arbeitszufriedenheit
  - den Ausbau und die Anerkennung der beruflichen Persönlichkeit
  - die Befriedigung der individuellen Lernbedürfnisse

Zeitraum der Teilnahme

Da die Konzeption des IUZ vorsieht, dass jeder Befragte im Laufe der Jahre einen oder mehrere Veranstaltungszyklen besucht und auch vorzeitig abgebrochen haben kann, werden die für die einzelnen Befragten geltenden Teilnahmezeiträume und vorzeitigen Ausstiege aus der Maßnahme erhoben. Zum einen können diese Daten in fast allen folgenden Auswertungen, wie etwa der Beweggründe und Ziele der IUZ-Teilnahme, der Entwicklung der Fortbildungsaktivitäten oder der Themenauswahl relevant sein, denn es ist davon auszugehen, dass die Erfahrungen und das Erinnerungsvermögen der Teilnehmer wie auch einzelne Abweichungen in der Durchführung unterschiedlicher Zyklen zu unterschiedlichen Wertungen durch die Teilnehmer führen. Zum anderen ermöglichen sie in der Gegenüberstellung mit den bekannten Gesamtteilnehmerzahlen eine Gewichtung des Rücklaufs nach Teilnehmergruppen.

7.1.2 Realisierung des Lehr-Lern-Prozesses

Der IUZ ist als Vortragszyklus angelegt, der sich über etwas mehr als zwei Jahre erstreckt, in denen sich die Teilnehmer wöchentlich zu ständig wechselnden Themen mit entsprechend wechselnden Referenten zusammenfinden.

Aufgrund der großen Zahl unterschiedlicher Veranstaltungen und Referenten aber auch mit Blick auf die für die meisten Teilnehmer mehrjährige zeitliche Distanz zwischen dem Besuch der Maßnahme und der hier vorgestellten Befragung musste auf eine detaillierte Erfassung der Wirkungsfaktoren für die Realisierung des Lehr-Lern-Prozesses verzichtet werden.

Neben den vielfältigen Aspekten der Ausgangslage, die für den konkreten Lehr-Lern-Prozess ebenso relevant sind, beschränkt sich die Untersuchung des Weitern auf die Ermittlung tendenzieller Einschätzungen zu einem breitgestreuten Themen- und Referentenkanon.

Die Befragung der Teilnehmer zielt auf die Bewertung

- der Relevanz des ausgewählten Lehrstoffs
- des Lehrverhaltens und der Kompetenz der Referenten

7.1.3 Wirkung und Nutzen

Die Auseinandersetzung mit Wirkung und Nutzen führt augenblicklich zur Frage nach der Anschauungsperspektive, „Nutzen und Wirkung für wen?“.

Im Bereich der beruflichen Weiterbildung beschäftigen sich viele Untersuchungen, wie die des Instituts für Arbeitsmarkt- und Sozialforschung, mit öffentlich geförderten Umschulungs- und Weiterbildungsmaßnahmen. Hier ist die Feststellung des Nutzens im Sinne des Arbeitsmarktförderungsgesetzes (AFG) vor allem auf den Beschäftigungseffekt ausgerichtet.

In den wissenschaftlichen Arbeiten der letzten Jahre finden aber auch die individuellen Nutzenaspekte der Teilnehmer zunehmend Beachtung - z.B. bei Meier u.a. 1998, Bardeleben u.a.1996 oder Behringer 1999. Es wird immer bewusster, dass die subjektive Nutzeneinschätzung durch die Akteure für die Akzeptanz und den Erfolg einer Bildungsmaßnahme eine entscheidende Rolle spielt. Sie beeinflusst u.a. die Abbrecherquote oder die Bereitschaft der Teilnehmer zu eigenem finanziellen Engagement, ihre Leistungsbereitschaft und damit ihr individuelles Ergebnis.

In ihrer Untersuchung zu den individuellen Kosten und dem individuellen Nutzen beruflicher Weiterbildung definiert Bardeleben u.a. den Nutzen als „...eine geplante und als wünschenswert angesehene Wirkung ..., die mit hinreichender Eindeutigkeit durch diese Maßnahme verursacht worden ist.“ (Bardeleben u.a. 1996, S.17)

Der Teilnehmer prüft also, ob für ihn die erwarteten positiven Veränderungen bestimmter Nutzenaspekte während und nach der Maßnahme eingetreten sind und ob sie nach seiner Einschätzung der besuchten Bildungsveranstaltung zugeordnet werden können. Positive Nutzenaspekte zeigen sich

- im Kompetenzzuwachs,
  d.h. in der Verbesserung der beruflichen Kenntnisse, Fähigkeiten und Verhaltensweisen, durch die die beruflichen Einsatz- und Entwicklungsmöglichkeiten des Einzelnen erweitert werden.
- in der Verbesserung der psychosozialen Bedingungen
  von der Stärkung der eigenen Persönlichkeit bis zum sozialen Aufstieg
- in der Verbesserung der ökonomischen Situation
- in der Umsetzung des Gelernten in den beruflichen Alltag

Die Prüfung des individuellen Weiterbildungsnutzens wird allerdings dadurch erschwert, dass

- Fortbildungseinflüsse nicht von anderen Einwirkungen isoliert werden können.
  Sie können kaum in einen eindeutig nachvollziehbaren Zusammenhang mit beobachteten Nutzeneffekten gebracht werden, da gleichzeitig andere, einflussreiche Sachverhalte und Entwicklungen allein oder im Zusammenspiel die Ursache für diese Nutzeneffekte seien können.
- das Nutzenempfinden der Teilnehmer je nach individueller Ausgangslage sehr unterschiedlich sein kann.

So muss sich auch diese Untersuchung auf subjektive Nutzeneinschätzungen durch die befragten IUZ-Teilnehmer beschränken.

Zur Beurteilung des IUZ wird also danach gefragt, inwieweit die an diese Fortbildungsmaßnahme geknüpften Ziele und Erwartungen erfüllt werden konnten. Gleichzeitig wird der Transfer der Inhalte in das Praxisgeschehen und die Nachhaltigkeit ihrer Wirkungen im Alltag untersucht.

- Dazu werden die *Einschätzung des Wissens- und Kompetenzzuwachs* im Hinblick darauf ermittelt, in welchem Ausmaß die Fortbildung
  - einen umfassenden, aktuellen Überblick über die Themen der zahnärztlichen Praxis ermöglichen konnte,
  - den Auf- und Ausbau der Kenntnisse und Fähigkeiten in den einzelnen Themenbereichen begünstigen konnte,
  - zur Fortbildungsorientierung beitragen konnte, was sich in einem geänderten Fortbildungsverhalten niederschlägt
    Es ist zu untersuchen, ob der IUZ als Impulsgeber für verstärkte Fortbildungsaktivitäten fungieren konnte. Hierzu wird die entsprechende Fragestellung zur Ausgangssituation in die IUZ-Folgezeit projeziert. Aus den

Antworten auf die absolut parallelen Fragestellungen lassen sich so Veränderungen durch einfache Gegenüberstellungen ermitteln.

- Es wird der empfundene *persönliche und unternehmerische Nutzen* der freiberuflich tätigen Teilnehmer untersucht.
  Den zeitlichen und finanziellen Aufwand, der mit einer freiwilligen und selbst finanzierten Fortbildung verbundenen ist, nehmen die Betroffen am ehesten auf sich, wenn sie mit der Teilnahme Ziele erreichen können, die diesen Aufwand gerechtfertigt erscheinen lassen. Das trifft vor allem für eine Fortbildung zu, die sich über einen langen Zeitraum erstreckt.
  Mit der Frage nach dem Erreichen der persönlichen Ziele und Erwartungen erfahren wir deshalb, welchen persönlichen Nutzen und welche Wertschätzung die Teilnehmer dem IUZ beimessen. Dazu werden die im Rahmen der Analyse der Ausgangssituation von den Befragten gewichteten Ziele und Erwartungen in die Auswertung einbezogen. Sie beziehen sich auf die
  - Stärkung der eigenen Persönlichkeit durch neue Herausforderungen an die Lernbereitschaft, verbessertes Selbstwertgefühl, verbessertes soziales Ansehen
  - Stärkung der Arbeitsfreude durch eine verbesserte Leistungsfähigkeit, gefestigte Kompetenzen, Erschließung neuer Tätigkeitsgebiete und verbesserte Behandlungsvoraussetzungen
  - Stärkung der ökonomischen Situation durch eine positive Umsatzentwicklung.
    Die Schwierigkeit besteht darin, dass die Entwicklung von Umsatzgrößen nicht eindeutig auf die Impulse durch das IUZ zurückgeführt werden können. Gleichwohl wurde dieser Aspekt in die Untersuchung aufgenommen, um einen Einblick in die tendenzielle Entwicklung zu erhalten. Eine rückläufige Umsatzentwicklung wäre z.B. besonders bedenklich.
    An dieser Stelle wird deutlich, dass die in anderen Untersuchungen (z.B. Behringer 1999) neben der subjektiven Einschätzung des Nutzens herangezogenen objektiven Messgrößen für den Fortbildungserfolg wie Einkommensentwicklung oder beruflicher Aufstieg, anders als bei angestellten Teilnehmern beruflicher Fortbildungen, für die Wirkungsanalyse bei selbständig tätigen Fortbildungsteilnehmern kaum greifen können.

- Von großen Interesse ist die erfolgte Umsetzung des Erlernten in den Berufsalltag
  - in den unterschiedlichen zahnmedizinischen Arbeitsbereichen
  - durch Veränderungen des Praxiskonzepts
  - bezüglich eines veränderten Qualitätsdenkens und -handels

- durch ein verändertes Fortbildungsverhalten hinsichtlich der Themen, des Umfangs sowie der Mitarbeit in unterschiedlichen Fortbildungskonzeptionen

- Hier spielen mögliche *Hemmnisse bei der Umsetzung* des Gelernten eine wichtige Rolle
  So werden die Teilnehmer zu generellen Umsetzungshemmnissen befragt, die sowohl in den Inhalten des IUZ als auch in den Rahmenbedingungen des eigenen Praxisumfelds begründet sein können.

Schließlich geben die Angaben der Teilnehmer über ihre Mitarbeit in anderen Fortbildungskonzepten und über ihre künftigen Fortbildungsinteressen einen Einblick in ihre Vorlieben und Wunschvorstellungen, die für künftige Fortbildungsplanungen von Bedeutung sein können.

7.2 Wirkungshypothesen

Der „Initiativkreis Umfassende Zahnerhaltung" IUZ ist ein Fortbildungsregime, das sich ausdrücklich an alle Zahnärzte richtet. Daraus resultiert ein vielseitiger und vielschichtiger Teilnehmerkreis, der als Untersuchungsgruppe zur Verfügung stand.

So ist es möglich, bei der Auswertung der Erhebungsdaten Teilnehmergruppen zu selektieren, die aufgrund markanter Merkmale einen unterschiedlichen Umgang mit Weiterbildung erwarten lassen. Eine differenzierte Analyse des erhobenen Datenmaterials unter Berücksichtigung einer Teilnehmer-Typisierung kann also detaillierte Hinweise liefern und soll dazu genutzt werden, das Fortbildungsverhalten in den unterschiedlichen Berufsphasen transparent zu machen. Die Aufschlüsselung vorherrschender Einschätzungen und Verhaltensmuster von Teilnehmern mit altersbedingt unterschiedlichen biographischen Erfahrungen und Kenntnissen ist insbesondere für die teilnehmerorientierte Konzeption und Planung zahnärztlicher Fortbildung von großem Nutzen.

Es sind nicht nur Berufsordnung und Rechtssprechung, die den Zahnärzten eine kontinuierliche Fortbildung auferlegen. Wie die Vorgeschichte des IUZ verdeutlicht, wird die Relevanz kontinuierlicher und effektiver Fortbildung während des gesamten Berufslebens für die Qualität und den Nutzen des beruflichen Handelns immer wichtiger. Die erhobenen Daten sollen nun Anhaltspunkte dafür liefern, inwieweit die IUZ-Teilnehmer für die Umsetzung einer solchen Auffassung offen sind oder ob ihr Fortbildungsverhalten in erster Linie an die jeweilige Berufsphase gebunden ist. Dazu werden in Anlehnung an die Berufsphasen drei

Zahnarzttypen charakterisiert. Es wird davon ausgegangen, dass sie mit entsprechend unterschiedlichen Ausgangssituationen und Zielsetzungen am IUZ teilnehmen und unterschiedliches Verhalten zeigen. Diese Annahmen werden mit Hilfe von zehn Wirkungshypothesen untersucht.

Teilnehmer-Typisierungen

Newcomer:

- ist noch gar nicht oder weniger als 5 Jahre niedergelassen
- ist in der beruflichen Etablierungsphase
- strebt nach Komplettierung der Hochschulausbildung
- sucht nach eigenem Behandlungs- und Praxiskonzept
- engagierter Fortbildungsteilnehmer
- strebt nach dem Ausbau seiner erst sehr begrenzten finanziellen Spielräume

überlegt handelnder Innovativer:

- ist zwischen 5 und 15 Jahren niedergelassen
- hat beruflich bereits Fuß gefasst
- reflektiert, verbessert und baut sein Behandlungs- und Praxiskonzept aus
- engagierter Fortbildungsteilnehmer
- strebt nach ökonomischer Effizienz

Etablierter:

- ist mehr als 15 Jahre niedergelassen
- arbeitet in einem bewährten beruflichen Umfeld
- die Existenzgründungsfinanzierung ist zurückgezahlt
- positive Veränderungen der gefestigten, eingefahrenen Praxisstrukturen werden von ihm eher selten in Gang gebracht
- nimmt sich eher wenig Zeit für Fortbildungen, weil ja „alles läuft“ oder weil er den „Anschluss nicht mehr so recht findet“
- hat sein finanzielles Auskommen und strebt vor allem nach ökonomischer Optimierung

Da erwartet wird, dass die Teilnahme am IUZ bei den unterschiedlichen Teilnehmer-Typen zu differierendem Verhalten, jeweils anderen Erfahrungen und unterschiedlichem Nutzen geführt hat, werden mit Blick auf die mit dem IUZ angestrebten Ziele folgende Wirkungshypothesen aufgestellt.

Hypothese 1 (Teilnehmerstruktur)

Die Größe der Teilnehmer-Gruppen am IUZ sinkt entsprechend der sinkenden Teilnehmerbereitschaft mit dem fortschreitenden Alter und Berufsleben.

Hypothese 2 (Vermittlung einer zahnärztlichen Gesamtkonzeption)

Newcomer und *Innovative* glauben in deutlich stärkerem Maße als *Etablierte,* dass ihnen durch den IUZ mit einem aktuellen Überblick über die Palette der zahnärztlichen Themengebiete eine umfassende zahnärztliche Konzeption nahegebracht wurde.

Hypothese 3 (Veränderungen des Fortbildungsverhaltens)

In der Gruppe der *Newcomer* steigt das Ausmaß der Fortbildungsaktivitäten nach dem IUZ, das Spektrum der Fortbildungsthemen nimmt zu. In der Gruppe der *Innovativen* stagniert das Ausmaß der Fortbildungsaktivitäten, das Spektrum der Themen ändert sich. In der Gruppe der *Etablierten* bleibt das Ausmaß der Fortbildungsaktivitäten bestenfalls konstant, das Themenspektrum bleibt unverändert.

Hypothese 4 (Auf- und Ausbau der Kenntnisse und Fähigkeiten)

Newcomer und *Innovative* können die Erkenntnisse aus dem IUZ deutlich stärker zum Auf- und Ausbau ihre Kenntnisse und Fähigkeiten nutzen als *Etablierte,* wobei *Newcomer* in mehr Themenbereichen Anregungen mitnehmen können als alle anderen. *Etablierte* nehmen eher die Chance wahr, „den Anschluss zu halten".

Hypothese 5 (Nutzen für die Persönlichkeitsentwicklung)

Den größten Nutzen für die Persönlichkeitsentwicklung kann die Gruppe der *Newcomer* und die Gruppe der *Innovativen* davontragen, wobei die *Innovativen* vor allen anderen in ihrer Lernbereitschaft herausgefordert wird, während die *Newcomer* vor allen anderen ihre Persönlichkeit als Zahnarzt festigen können.

Hypothese 6 (Verbesserung des Ansehens)

Eine Verbesserung Ihres zahnärztlichen Images erleben vor allem die noch im beruflichen Aufbau befindlichen *Newcomer* und am wenigsten die *etablierten* Zahnärzte.

Hypothese 7 (Umsetzung der Erkenntnisse in den Alltag)

Die nachhaltige Umsetzung der Erkenntnisse in einem verbesserten Praxiskonzept, einem ausgeweiteten Leistungsspektrum und durch die Intensivierung der Mitarbeiterschulung wird vor allem von der Gruppe der *Innovativen* bestätigt. Auch die *Newcomer* haben eindeutig Erkenntnisse umgesetzt und zwar Erkenntnisse aus mehr Themengebieten als alle anderen. Die *Etablierten* verzeichnen die geringsten Transfererfolge.

Hypothese 8 (Hemmnisse bei der Umsetzung neuer Erkenntnisse)

Die Gruppe mit dem höchsten Transfererfolg bewertet die Umsetzungshemmnisse am geringsten. Die Gruppe mit dem niedrigsten Transfererfolg schätzt die Umsetzungshindernisse am höchsten ein. Hier erweisen sich die festgefahrenen Praxisstrukturen als besondere Hürde.

Hypothese 9 (ökonomischer Nutzen)

Die Gruppen mit dem höchsten bzw. niedrigsten Erkenntnistransfer haben auch den größten bzw. kleinsten ökonomischen Nutzen.

Hypothese 10 (Einfluss auf das Qualitätsdenken und Qualitätsveränderungen im Praxisalltag)

Ein erhöhtes Qualitätsdenken und –handeln, indiziert durch eine positive Veränderung und Ausweitungen des Qualitätsniveaus und des Patientenklientels, kann vor allem bei den *Innovativen* erreicht werden. Bei den *Newcomern* führt das veränderte Qualitätsdenken auf breiter Ebene zu Verbesserungen, während bei den *Etablierten* nur marginale Änderungen zu verzeichnen sind.

7.3 Methodisches Vorgehen

7.3.1 Konzeption des Fragebogens

Die notwendigen empirischen Informationen werden von den Teilnehmern selbst geliefert. Die Erhebung richtet sich an einen Teilnehmerkreis, der mehr als 1000 Personen umfasst und im Hinblick auf die ihnen gemeinsame Berufstätigkeit als Zahnmediziner eine homogene Gruppe darstellt, deren Mitglieder in ähnlich gelagerten beruflichen Interessen- und Handlungsfeldern agieren. Aufgrund dieser Bedingungen wurde als Untersuchungsmethode eine schriftliche Teilnehmer-Befragung präferiert, bei der konkrete Sachinformationen, Meinungen und Einschätzungen durch direkte, vorwiegend geschlossene Fragen in Form eines Fragebogens erhoben werden (s. Anlage 2). Aufgrund der großen Teilnehmerzahl wird bewusst auf differenziertere und ausführliche Antworten verzichtet. Zum einen erfordern sie vom Befragten einen höheren Zeitaufwand und verringern so möglicherweise seine Motivation zur Beantwortung des Fragebogens. Zum anderen sind geschlossene Fragen auch aus Sicht der Auswertung vorzuziehen.

Eine solche Multiple-Choice-Befragung erfordert zwar Konzessionen an die Erhebung facettenreicher Antworten wie sie auf offene Fragen möglich sind. Sie verzichtet auch auf die Möglichkeiten der Motivation und Interaktion im persönlichen Interview. Geschlossene Fragen lassen jedoch eine schnelle und objektive Auswertung zu und führen eher zu eindeutig vergleichbaren Befragungsergebnissen, was unter den gegebenen Bedingungen vorzuziehen ist.

Bei einigen Fragen, wie zu den Erwartungen der Teilnehmer, sind offene Antworten möglich. Hier kann der Befragte neben den vorgegebenen Antwortalternativen ggf. weitere Aspekte anführen und nach eigenem Ermessen eigene Akzente setzen.

Die Konzeption eines Fragebogens mit weitgehend geschlossenen Fragen kommt auch den zeitlichen Zusammenhängen von Veranstaltungsteilnahme und Wirkungsabfrage entgegen. Da die IUZ-Zyklen 1990, 1993, 1996 und 2000 gestartet wurden, verfügen die Teilnehmer zum Teil über Erfahrungen aus langen Wirkungszeiträumen. Andererseits ist damit zu rechnen, dass nicht mehr alle Details zu den verschiedenen Veranstaltungen und den daraus resultierenden Wirkungen präsent sind, so dass weitgehend vorgegebene Antwortalternativen das Erinnerungsvermögen, die Aufmerksamkeit und die Selbsterkenntnis der Befragten eher anregen und die Beantwortung erleichtern.

Die Fragen zielen auf selbstbezogene Auskünfte zu Einstellung, Motivation und Wertschätzung, aber auch auf Verhaltensweisen, für die es keine eindeutigen „ja“- oder „nein“-Antworten gibt. Zur Beantwortung werden vorwiegend vierstufige Wertungsmöglichkeiten oder Schulnoten adäquate Beurteilungsalternativen angeboten.

Die Fragebogen-Items für diese Auskünfte sind als Feststellungen formuliert, wie die Erfragung eines möglichen Beweggrunds für die IUZ-Teilnahme:

„Ich nahm am IUZ teil, weil ich das Fortbildungsinstitut gut erreichen kann"

sehr wichtig	wichtig	weiniger wichtig	unwichtig
□	□	□	□

Im Vergleich zur Formulierung in Frageform sind solche Feststellungen prononcierter und direkter und veranlassen den Befragten zu eindeutigeren Stellungnahmen.

Konkrete Fakten, wie das Alter oder das Jahr der Approbation, werden dagegen als Überschrift abgefragt.

Die sozialstatistischen Daten sind ans Ende gestellt, um den Fragenbogen mit leicht zu beantwortenden Auskünften ausklingen zu lassen.

Beim Lay-Out wird durch die Farbgestaltung sowie durch die Logos des IUZ und der Universität Duisburg darauf geachtet, dass der Betrachter zum einen schnell den Bezug zur wissenschaftlichen Untersuchung seiner Fortbildungsteilnahme herstellen kann und dass ihm zum anderen die visuelle Einordnung der Fragen und Antwortmöglichkeiten durch eine übersichtliche Darstellung erleichtert wird.

7.3.2 Durchführung der Befragung

7.3.2.1 Pretests

In einem Pretest untersuchten und werteten neun Teilnehmer den Fragebogen im Hinblick auf Verständlichkeit, Plausibilität, aber auch auf Vollständigkeit der einzelnen Fragen und der Antwortmöglichkeiten.

Der Aufbau und die Formulierungen wurden durchweg als leicht verständlich beurteilt. Die Tester gaben jedoch Anregungen zur Akzentuierung einiger Fragestellungen sowie zur Ergänzung von Antwortalternativen, die bei der Abrundung der endgültigen Fragebogengestaltung berücksichtigt wurden.

7.3.2.2 Hauptuntersuchung

Die anstehende Untersuchung wurde in der Septemberausgabe 2001 des „Rheinischen Zahnärzteblatts", dem Kammerorgan der Zahnärztekammer Nordrhein, angekündigt und hinsichtlich ihrer Bedeutung, ihrer Zielrichtung und ihres Ablaufs erläutert.

Im September 2001 wurden in einem zweiten Schritt 1077 der insgesamt 1559 IUZ-Teilnehmer angeschrieben und um die Beantwortung des Fragebogens gebeten. Es wurden alle Teilnehmer angeschrieben, deren aktuelle Adresse noch ermittelt werden konnte. 482 Zahnärzte sind nach Angabe der Kammer zwischenzeitlich verstorben oder nicht mehr ermittelbar, da sie den Kammerbezirk Nordrhein verlassen haben. Die befragten Zahnärzte kommen aus einer Region, die sich von Kleve am linken Niederrhein bis nach Euskirchen über das westliche Ruhrgebiet, den Raum Düsseldorf, das Bergischen Land und den Raum Köln-Bonn erstreckt.

Zur Anregung der Antwortbereitschaft wurde jeder Fragebogen mit einem Anschreiben versehen, das die Initiatoren vorstellt und die Hintergründe der Befragung, ihre Themenstellung und Zielsetzung erläutert. Es sichert die Anonymität der Befragten durch die Versandsteuerung über die Zahnärztekammer Nordrhein zu und dokumentiert die offizielle Unterstützung durch die Mitunterzeichnung des Präsidenten der Zahnärztekammer Nordrhein. (s. Anlage 1)

Zur Erleichterung des anonymen Rückversands an die Zahnärztekammer wurde ein frankierter Rückumschlag beigelegt.

Im Laufe der folgenden Wochen gingen 297 beantwortete Fragebögen bei der Zahnärztekammer ein. Durch einen Aufruf im Kammerorgan erhielten Zahnärzte die Gelegenheit, das Fragebogenformular mittels vorbereitetem FAX-Vordruck noch einmal anzufordern. Aus diesem Angebot resultierte noch einmal ein Rücklauf von 19 Fragebögen. Damit beläuft sich die Rücklaufquote auf 29,3%.

Lediglich ein Fragebogen wurde unbeantwortet zurückgesandt mit dem Hinweis, dass er zu umfangreich sei. Alle anderen zurückgegebenen Fragebögen wurden durchaus sorgfältig beantwortet und gingen in die Auswertung ein.

7.3.3 Auswertung

Zur Auswertung des Fragebogens wurden die Daten mit Hilfe des statistischen Verarbeitungsprogramms SPSS Version 10.0 erfasst, aufbereitet und ausgezählt.

Diese Häufigkeiten werden, differenziert nach den besuchten Fortbildungszyklen, vorgestellt und kommentiert, um zunächst einen Überblick über die Gesamtmaßnahme zu geben.

In einem zweiten Auswertungsteil werden dann die aufgestellten Wirkungshypothesen auf ihre Richtigkeit hin überprüft.

Die daraus resultierenden Schlussfolgerungen werden am Ende der Auswertungen erläutert.

8. Auswertung der Ergebnisse

8.1 Auswertung der Häufigkeiten differenziert nach IUZ-Zyklen

Die 1990, 1993, 1996 und 2000 gestarteten IUZ-Fortbildungszyklen folgen zwar dem gleichen Grundkonzept, doch keine Maßnahme verläuft genauso wie die andere. So sind z.B. weder die Zusammensetzung der Inhalte noch die Zusammensetzung der Referenten identisch. Vor allem aber fanden sie in sehr unterschiedlichen Zeitabschnitten statt, die zum Zeitpunkt der Befragung bis zu 11 Jahre zurücklagen.

Aus diesem Grund wurden die erhobenen Daten nicht nur für die IUZ-Fortbildung insgesamt, sondern auch nach Veranstaltungszyklen getrennt ausgewertet.

8.1.1 Teilnehmerverteilung nach Zyklen

Die zurückgesandten Fragebogen sind den Zyklen wie folgt zuzuordnen. 46,3% der Rücksender nahmen als Erst- oder Mehrfachteilnehmer am Zyklus 2 teil, 44,0% am Zyklus 3. Dieser Vorsprung ist dadurch zu erklären, dass die Zyklen 2 und 3 am besten besucht waren. 30,5% der Rückmeldungen stammt vom Teilnehmerkreis des Zyklus 1. Bezogen auf die jeweilige Gesamtteilnehmerzahl jedes Zyklus zeigt diese Gruppe trotz eines Zeitraums von neun Jahren seit Abschluss der Maßnahme das eindeutig größte Engagement, denn 23% aller Teilnehmer am Zyklus 1 sandten ihren Fragebogen zurück.

Das geringste Interesse an der Befragung zeigten die Teilnehmer des zuletzt angelaufenen Zyklus 4. Die Rücksendequote lag bei 14%, was einem Anteil von 27,3% an der Gesamtbefragung entspricht. Dabei ist darauf hinzuweisen, dass der Anteil der Mehrfachteilnehmer, der ab dem 2. Zyklus ständig steigt und im 4. Zyklus mehr als 70% beträgt, unter den Einsendern mit 93% überproportional zu Buche schlägt. Lediglich sechs Zuschriften stammten von Erstteilnehmern des Zyklus 4.

Der Anteil aller Befragten, die eine Maßnahme vorzeitig abgebrochen haben, liegt bei 4,7%. Er ist sehr viel geringer als die vom Veranstalter registrierte Abbrecherquote der IUZ-Teilnehmer insgesamt. Von den befragten Abbrechern haben außerdem mehr als 2% vor oder nach ihrem Abbruch einen Gesamtzyklus absolviert. Das bedeutet, dass nahezu alle Befragten Erfahrungen mit der Teilnahme an mindestens einem Gesamtzyklus gemacht haben.

Zyklus	Anzahl der Befragungsteilnehmer *	davon				Anteil an der Gesamtzahl der Teilnehmer je Zyklus
		Ersttteilnehmer		Mehrfachteilnehmer		
		insges.	v.H.	insges.	v.H.	insges.
1	96	96	100%			23,4%
2	146	117	80,1%	29	19,9%	18,1%
3	141	89	63,1%	52	36,9%	18,8%
4	86	6	7,0%	80	93,0%	14%
keine Angaben	7					

* Die Summe der Teilnehmer aus den Zyklen 1-4 liegt wegen der vorkommenden Mehrfachteilnahme der Befragten höher als die Gesamtzahl der Befragten

Tabelle 4 Verteilung der Befragungsteilnehmer nach Zyklen

Inwieweit der Aspekt der geringen Abbrecherquote unter den Befragten als Indiz für eine Positivauswahl der Befragungsteilnehmer mit besonderer Motivation angesehen werden kann, ist nicht zu sagen. Das erläuterte Abbrecherverhalten lässt allerdings vermuten, dass generell ein sehr hoher Anteil der registrierten Abbrecher bereits Wiederholer waren oder die Maßnahme zu einem späteren Zeitpunkt erneut besucht hat.

	Anzahl der Abbrecher unter den Befragungsteilnehmern		Abbrecher des Zyklus insgesamt
	insges.	v.H.	v.H.
Zyklus	2	2,1%	11,92%
2	5	3,4%	11,24%
3	5	3,5%	23,26%
4	3	3,5%	
alle Zyklen	15	4,7%	

Tabelle 5 Abbrecher unter den Befragungsteilnehmern nach Zyklen

Teilnehmer der Befragung

Die Teilnehmer des 1. Zyklus waren trotz der zeitlichen Distanz zwischen der Befragung und ihrer IUZ-Teilnahme am stärksten zur Beantwortung des Fragebogens motiviert.

Die meisten Rücksendungen sind den teilnehmerintensivsten Zyklen 2 und 3 zuzuordnen. Aus Zyklus 4 haben nur sechs Ersteilnehmer geantwortet.

Abbrecher sind hauptsächlich Mehrfachteilnehmer, die mindestens einen Zyklus vollständig besucht haben.

8.1.2 Ausgangslage der Teilnehmer

8.1.2.1 Teilnehmergruppierungen

Berufsausübung und Selbständigkeit

Das Alter der Teilnehmer zum Zeitpunkt der Erhebung wurde in vier Altersklassen erfasst und gibt Auskunft über die heutige Altersstruktur der Befragungsteilnehmer. Danach haben sich vorwiegend 35-55jährige Zahnärzte an der Untersuchung beteiligt. Der Anteil der dem Ruhestand zustrebenden Zahnärzte, die älter als 55 Jahre sind, beträgt 14,9%. Zahnärzte, die jünger als 35 Jahre sind, sind in der Studie nur mit 4,1% vertreten, was dadurch bedingt ist, dass sich die Befragung auf Fortbildungsereignisse bezieht, die bis zu elf Jahre zurückliegen, als die heute 35jährigen noch mit dem Studium beschäftigt waren.

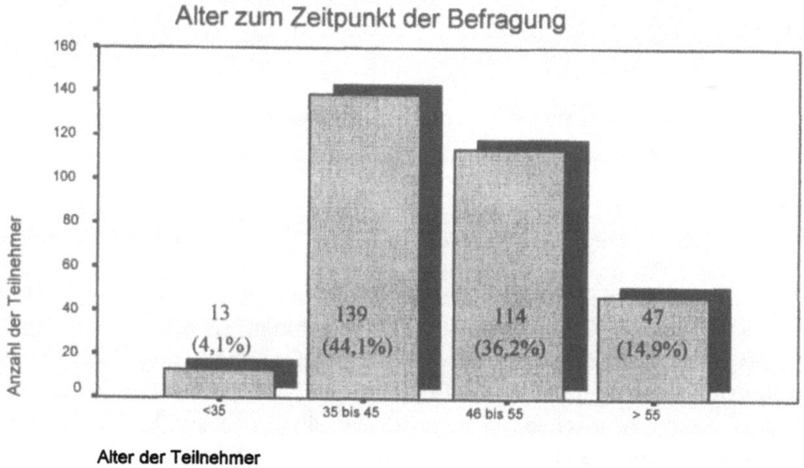

2 Befragte machten keine Angaben

Abbildung 4 Alter der Befragten zum Zeitpunkt der Befragung

Über die Ausgangslage der Zahnärzte zu Beginn der IUZ-Teilnahme vor bis zu elf Jahren gibt das Approbations- bzw. Niederlassungsjahr viel exaktere Hinweise. So zeigt sich, dass das Interesse am IUZ in den ersten sechs Jahren nach dem Studium kontinuierlich wächst. In dieser Zeit nahmen 32,7% der Befragten erstmals am IUZ teil. Danach kommt es zu einem Abfall des Interesses, der sich ungleichmäßig, aber mit deutlicher Tendenz bis zum Ende des Berufslebens fortsetzt.

Die Frage nach dem Jahr der Niederlassung zeigt, dass 11,6% der befragten Teilnehmer bereits im Vorfeld ihrer Niederlassung erstmals am IUZ teilgenommen haben. Der Schwerpunkt des Interesses liegt in den ersten vier Jahren der Niederlassung. In dieser Berufsphase starteten 27% der Befragten mit dem IUZ. Mit steigender Niederlassungsdauer nimmt die Zahl der Teilnehmer dann allmählich ab.

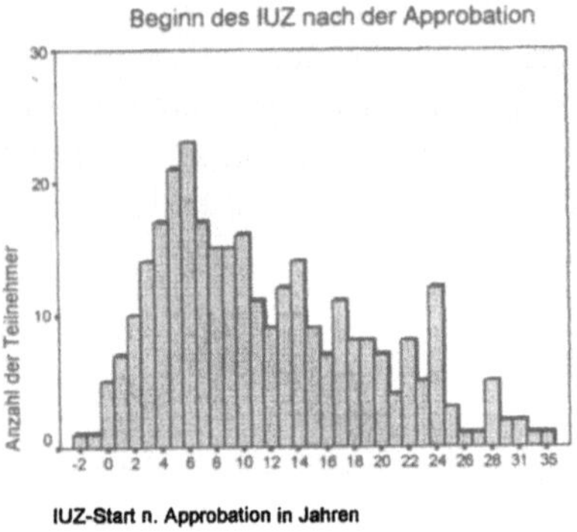

6 Befragte machten keine Angaben.

Abbildung 5 Zeitraum zwischen Approbation und IUZ-Teilnahme

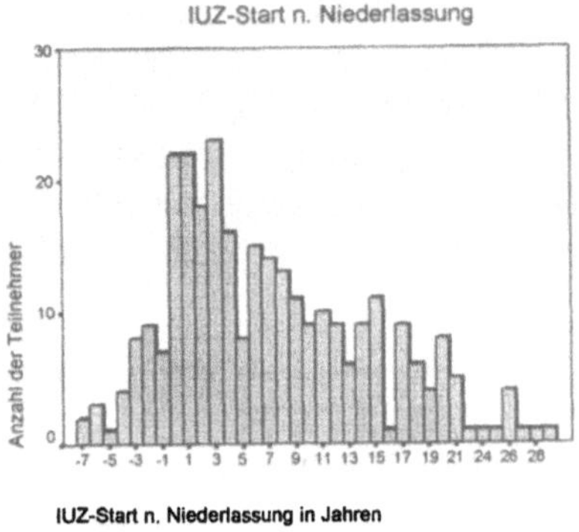

16 Befragte machten keine Angaben.

Abbildung 6 Zeitraum zwischen Niederlassung und IUZ-Teilnahme

Betrachtet man die Zusammenhänge zwischen Approbations- sowie Niederlassungsjahr und IUZ-Teilnahme nach Zyklen getrennt, so zeigt sich in den Zyklen 1 bis 3 ein ähnliches, parallel verlaufendes Grundmuster, jedoch mit unregelmäßigen Ausschlägen. Über die Erstteilnehmer des Zyklus 4 lassen sich keine sinnvollen Aussagen machen, da sie mit 6 Zahnärzten eine zu kleine Gruppe bilden. Jüngere Zahnärzte sind vor allem im Zyklus 2 zu finden. Hier waren 50% der Befragten bei Beginn des IUZ erst maximal drei Jahre niedergelassen oder hatten vor maximal 8 Jahren ihr Studium beendet. In den Zyklen 1 und 3 waren 50% der Befragten immerhin maximal 8 bzw. 7 Jahre niedergelassen oder hatten ihre Approbation vor maximal 12 bzw. 11 Jahren erhalten.

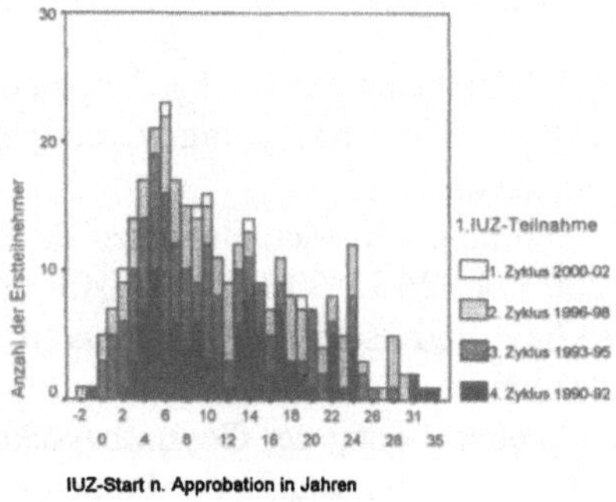

Abbildung 7 Zeitraum zwischen Approbation und IUZ-Teilnahme nach Zyklen

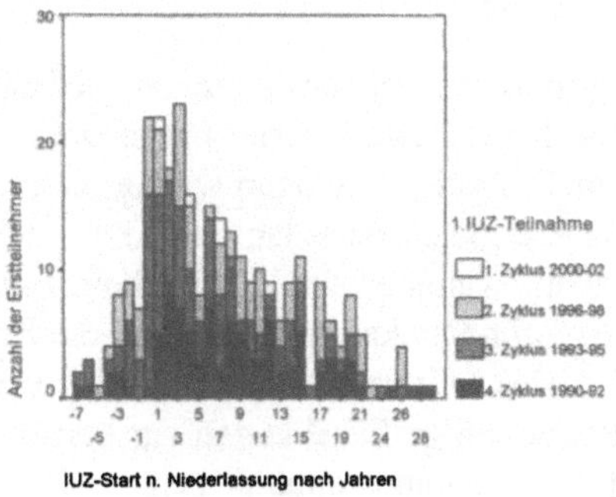

Abbildung 8 Zeitraum zwischen Niederlassung und IUZ-Teilnahme nach Zyklen

Studienorte

Bei der Angabe Ihrer Studienorte konnten die Befragten mehrere Universitätsstädte benennen. Die Auswertung ergibt, dass 68,6% der Zahnärzte in Bonn, Düsseldorf, Köln oder Münster studiert haben, wobei die rheinischen Städte bevorzugt wurden. Münster wird von 10,1% der Befragten angegeben und mit etwas Abstand folgen Berlin, Marburg, Würzburg und Freiburg mit 5,0% bis 3,0% der Nennungen sowie eine ganze Reihe weiterer Studienorte, die Häufigkeiten von weniger als 3% erreichen. 8,9% der Zahnärzte geben an, dass sie im Ausland studiert haben, vorwiegend in den Niederlanden, Osteuropa, Belgien und in der Schweiz. Die Auswertung der am meisten angegebenen Studienorte nach Zyklen zeigt keine anderen Tendenzen.

	IUZ gesamt Anzahl der Teilnehmer		Zyklus 1 Anzahl der Teilnehmer		Zyklus 2 Anzahl der Teilnehmer		Zyklus 3 Anzahl der Teilnehmer		Zyklus 4 Anzahl der Teilnehmer	
	insges.	v.H.	insges.	v.H.	insges.	v.H.	insges.	v.H.	insges.	v.H.
Bonn	71	22,5%	25	26,0%	27	18,5%	33	23,4%	21	24,4%
Düsseldorf	59	18,7%	21	21,9%	25	17,7%	24	17,0%	11	12,8%
Köln	54	17,1%	15	15,6%	21	14,4%	25	27,7%	12	14,0%
Ausland	28	8,9%	11	11,5%	14	9,6%	12	8,5%	8	9,3%

Tabelle 6 Studienorte der IUZ-Teilnehmer mit den häufigsten Nennungen

Geschlecht

Der Anteil der Frauen unter den befragten IUZ-Teilnehmern beträgt insgesamt 19,0%. Im 1. Zyklus ist der Frauenanteil mit 10,4% besonders gering, verdoppelt sich im 2. Zyklus, um dann wieder leicht abzusinken.

Im Vergleich dazu lag der Anteil der Frauen an den niedergelassenen Zahnärzten im Kammerbezirk Nordrhein Ende 2000 bei 26,73% (gem. Statistik der Bundeszahnärztekammer), so dass die Frauen beim IUZ, selbst im 2. Zyklus (Anteil 21,2%) weit unterdurchschnittlich vertreten sind.

Regelmäßige Erhebungen zur beruflichen Weiterbildung der Gesamtbevölkerung in der Bundesrepublik zeigen, dass die Weiterbildungsquote der Frauen generell niedriger ist als die der Männer. Die für dieses Phänomen bekannten, erklärenden Einflussfaktoren wie eine geringere Erwerbstätigenquote, eine niedrigere berufliche Stellung und Berufsbildung der Frauen können jedoch für die hier untersuchte Zielgruppe keine hinreichende Erklärung bieten. Denkbar sind allerdings zum einen ein höherer Anteil der Teilzeitbeschäftigung unter den Zahnärztinnen, der jedoch statistisch nicht erfasst ist und zum anderen familiäre Hintergründe, die erfahrungsgemäß ebenfalls mit einer zurückhaltenderen Teilnahme an beruflicher Weiterbildung einhergehen (vgl. BMBF 2001, Berichtssystem Weiterbildung VIII und BMBF 2000, Berichtssystem VII).

	IUZ gesamt Anzahl der Teilnehmer		Zyklus 1 Anzahl der Teilnehmer		Zyklus 2 Anzahl der Teilnehmer		Zyklus 3 Anzahl der Teilnehmer		Zyklus 4 Anzahl der Teilnehmer	
	insges.	v.H.	insges.	v.H.	insges.	v.H.	insges.	v.H.	insges.	v.H.
weiblich	60	19,0%	10	10,4%	31	21,1%	27	19,1%	15	17,6%
männlich	253	80,3%	86	89,6%	115	78,8%	113	80,1%	70	81,4%
keine Angbabe	2	0,6%					1	0,7%	1	1,2%

Tabelle 7 Verteilung der Geschlechtszugehörigkeit der IUZ-Teilnehmer

Gruppierung nach Berufsausübung und Selbständigkeit

Der Abgleich zwischen dem Jahr ihrer Niederlassung und dem Zeitpunkt ihres IUZ-Starts zeigt, dass 11,6% der befragten Zahnärzte vor ihrer Niederlassung und 27% in den ersten vier Jahren ihrer Selbständigkeit mit dem IUZ begonnen haben.
Danach sinkt das Interesse an dieser umfassenden Fortbildung, sei es

- weil sich die Zahnärzte etabliert haben, die Praxis läuft und die individuellen Interessen sich anderen Lebensbereichen zuwenden

- weil es im eingefahrenen Praxisbetrieb schwer fällt die Zeit für eine regelmäßige Abendveranstaltung aufzubringen oder
- weil sich die Zahnärzte zunehmend gezielt auf Fortbildungen für spezielle Themengebiete konzentrieren

Gruppierung nach Studienorten

68,6% der Befragten studierten in Bonn, Düsseldorf, Köln und Münster. 8,6% studierten im Ausland, 22,8% wählten eine Vielzahl unterschiedlicher Studienorte.

Gruppierung nach Geschlecht

Aufgrund des unterdurchschnittlichen Frauenanteils (19,0%) unter den Einsendern muss von einer unterdurchschnittlichen Beteiligung der Zahnärztinnen am IUZ insgesamt ausgegangen werden. Als Ursache erscheinen die vermutlich hohe Quote der teilzeittätigen Zahnärztinnen sowie familiäre Hintergründe plausibel.

8.1.2.2 Erwartungen an die Veranstaltung und persönliche Motive

Erwartungen an die Veranstaltungen

Zur Bedeutung der Veranstaltungsbedingungen für den Besuch der Maßnahme haben die Befragten verschiedene Aspekte in den Kategorien „sehr wichtig"(=1), „wichtig" (=2), „weniger wichtig" (=3) und „unwichtig" (=4) bewertet.

Danach erreichen 5 der 10 Items im Durchschnitt eine Bewertung zwischen 1 und 2. Die höchsten Erwartungen haben die Befragten an die Praxisrelevanz der Fortbildung. Sie erwarten vom IUZ *umsetzbare Erkenntnisse*, vor allem durch einen Überblick über die Themen der zahnärztlichen Praxis und zur Optimierung der Behandlungsvoraussetzungen und -möglichkeiten. Daneben soll der IUZ ihrem Informationsbedürfnis für die Auswahl weitergehender Fortbildungsaktivitäten entgegenkommen. Die Zahnärzte setzen dabei besonders auf die Beiträge *renomierter Referenten.*

Bei den *organisatorisch/institutionellen Bedingungen* ist den Befragten wichtig, dass sie durch die Abendtermine der Veranstaltungen teure Ausfallzeiten in der Praxis vermeiden können. Weitere durch die Fortbildungsinstitution gegebene Aspekte wie die Fortbildungskosten und die Nähe des Fortbildungsinstituts werden tendenziell als „wichtig" bis „weniger wichtig" angesehen.

Ich nahm/nehme am IUZ teil weil....	Erwartung an	gesamt Mittelwert	Zyklus 1 Mittelwert	Zyklus 2 Mittelwert	Zyklus 3 Mittelwert	Zyklus 4 Mittelwert
..ich mir einen aktuellen Überblick über die Themen der zahnärztlichen Praxis verschaffen wollte.	Informationswert u. Umsetzbarkeit	1,54	1,47	1,60	1,52	1,52
..ich für meine Patienten optimalere Behandlungsvoraussetzungen u. -möglichkeiten schaffen wollte.	Informationswert u. Umsetzbarkeit	1,56	1,44	1,55	1,64	1,66
..ich durch die angebotenen Abendveranstaltungen nur geringe Ausfallzeiten in der Praxis habe.	organisator./ institutionelle Bedingungen	1,67	1,61	1,67	1,74	1,77
..ich dort auf viele renommierte Referenten treffen konnte.	Lehrende	1,89	1,81	1,86	1,86	1,91
..ich eine Orientierungshilfe für meine künftigen, weitergehenden Fortbildungsaktivitäten bekommen wollte.	Informationswert u. Umsetzbarkeit	2,04	1,96	2,07	2,03	2,17
..ich den Erfahrungsaustausch suche.	Lerngruppe	2,15	1,94	2,18	2,23	2,23
..ich die Fortbildungskosten für die Maßnahme besonders günstig finde.	organisator./ institutionelle Bedingungen	2,23	2,21	2,23	2,23	2,11
..ich das Fortbildungsinstitut gut erreichen kann.	organisator./ institutionelle Bedingungen	2,24	2,26	2,26	2,26	2,12
..ich hier die Möglichkeit sehe, an einer Verbesserung des Ansehens der Zahnärzte als qualitätsbestrebte Berufsgruppe in Politik und Gesellschaft mitzuwirken.	gesellschaftl. Anerkennung	2,64	2,25	2,48	2,52	2,67
..viele meiner Kollegen teilnehmen/teilgenommen haben.	Lerngruppe	3,27	3,14	3,35	3,31	3,34

Tabelle 8 Erwartungen für die Teilnahme am IUZ

Hinsichtlich der *Lerngruppe* ist es den Zahnärzten beim IUZ wichtig, Erfahrungen auszutauschen. Ein rein geselliger Aspekt des IUZ ist ihnen vergleichsweise unwichtig.

Auch die Förderung einer besseren *gesellschaftlichen Anerkennung* der Berufsgruppe Zahnarzt spielt als Beweggrund für die Teilnahme am IUZ eine untergeordnete Rolle.

Vergleicht man die Teilnehmererwartungen an die Veranstaltung nach Zyklen, so ist die Rangfolge der Items fast völlig identisch. Auffallend ist jedoch, dass die Teilnehmer des 1. Zyklus durchgängig höhere Erwartungen an das IUZ angaben als die Teilnehmer des 2. und 3. Zyklus. Lediglich im 4. Zyklus wird die Bedeutung der organisatorisch/institutionellen Bedingungen „Fortbildungskosten“ und „Entfernung zum Fortbildungsinstitut“ etwas höher eingeschätzt.

Persönliche Motive

Bei der Einschätzung der persönlichen Motive in den Kategorien „sehr wichtig“ (1) bis „weniger wichtig“ (4) hat bei den befragten Teilnehmern der Auf- und Ausbau ihrer Kenntnisse zur Festigung bzw. zur Erweiterung ihrer *beruflichen Situation* eindeutig Priorität. Sie möchten ihre fachlichen Kenntnisse nicht nur verbessern um „den Anschluss zu halten“, sondern auch ihr bestehendes Wissen und Können ausbauen, um sich neue und interessante Tätigkeitsgebiete zu erschließen. Mehr als „wichtig“ ist ihnen auch die Verbesserung ihrer *Arbeitszufriedenheit.*

Für mich persönlich erwarte/erwartete ich von der Teilnahme am IUZ, dass...		gesamt Mittelwert	Zyklus 1 Mittelwert	Zyklus 2 Mittelwert	Zyklus 3 Mittelwert	Zyklus 4 Mittelwert
..ich meine fachlichen Kenntnisse und Fähigkeiten verbessern und so „den Anschluss halten“ kann.	Verbesserung berufl. Situation	1,36	1,26	1,38	1,35	1,33
..ich interessante und anspruchsvolle Tätigkeitsgebiete auf- bzw. ausbauen kann.	Verbesserung berufl. Situation	1,67	1,65	1,67	1,74	1,72
..ich meine Arbeitszufriedenheit verbessern kann.	Verbesserung Arbeitszufriedenheit	1,79	1,82	1,73	1,84	1,85
..meine persönliche Lernbereitschaft neu herausgefordert wird.	Befriedigung individuelles Lernbedürfnis	2,19	2,22	2,23	2,32	2,30
..sich meine wirtschaftliche Situation durch den Ausbau des beruflichen Know-hows positiv entwickelt.	Verbesserung ökonomische Situation	2,37	2,33	2,36	2,45	2,50
..ich meine Persönlichkeit als Zahnarzt ausbauen kann.	Ausbau u. Anerkennung der berufl. Persönlichkeit	2,37	2,39	2,34	2,41	2,40
..ich mein zahnärztliches Image verbessern kann.	Ausbau u. Anerkennung der berufl. Persönlichkeit	2,45	2,57	2,43	2,45	2,50

Tabelle 9 Persönliche Motive zur Teilnahme am IUZ

In der Rangfolge der weiteren Items zeigt sich, dass den Zahnärzten der *Ausbau und das Ansehen der eigenen Persönlichkeit* am wenigsten wichtig ist. Auch die Verbesserung der *ökonomischen Situation* ist ihnen weniger wichtig als die Herausforderung der persönlichen Lernbereitschaft und die o.g. vorwiegend als „sehr wichtig“ und „wichtig“ eingestuften, unmittelbar mit der täglichen beruflichen Tätigkeit verbundenen Motive.

Diese Einschätzung findet sich bei den Teilnehmern aller Zyklen ohne auffällige Abweichungen.

Erwartungen

Die Teilnehmer

- erwarten vor allem entscheidende Impulse für die optimalere Gestaltung ihrer praktischen beruflichen Tätigkeit,
- hoffen, dass die vielen renomierten Referenten dazu beitragen,
- empfinden die Konzeption als Abendveranstaltung mit geringen Ausfallzeiten als positiv.

Rahmenbedingungen der Veranstaltung, die Lerngruppe oder gesellschaftliche Anerkennung spielen bei den Teilnehmererwartungen in allen Zyklen eine nachgeordnete Rolle.

Persönliche Motive

Bei den angegebenen Motiven steht das Professionalisierungsinteresse an erster Stelle.

Es folgt die Hoffnung auf eine Steigerung der Arbeitszufriedenheit durch die Teilnahme.

Die Herausforderung der Lernbereitschaft, das ökonomische Interesse und die Persönlichkeitsbildung haben nachrangige Bedeutung.

8.1.2.3 Fortbildungsengagement der Teilnehmer

Fortbildungsengagement wird wie alle Aktivitäten durch zwei Dimensionen bestimmt, Quantität und Qualität. Die Beurteilung des qualitativen Fortbildungsengagements erfordert allerdings eine sehr weit reichende Analyse, so dass sich die Einschätzung des Engagements im Rahmen dieser Studie auf die Quantität der Fortbildungsaktivitäten beschränken muss, genauer gesagt auf die Anzahl der besuchten Veranstaltungen.

Fortbildung kann auf unterschiedliche Weise vonstatten gehen, als organisierte Fortbildung z.B. in Form von Seminaren, Vorträgen, Kongressen oder interkollegialem Austausch oder als nicht organisierte Fortbildung durch die Lektüre von Fachliteratur, visueller Anschauung in anderen Medien, durch Messebesuche oder kollegiale Gespräche.

Die IUZ-Teilnehmer wurden nach ihrem Fortbildungsengagement in den letzten 3 Jahren vor ihrer Teilnahme am IUZ gefragt.

Dabei wurde zwischen zwei Fortbildungsqualitäten unterschieden,

- den *informellen Fortbildungen*, wie Messen, Ausstellungen oder anderen Informationsveranstaltungen und
- den *fachlich qualifizierenden* Veranstaltungen

Zur Einschätzung der Quantität wurden 4 Kategorien in Dreierschritten vorgegeben, d.h. die Befragten konnten jeweils zwischen „maximal 3 Fortbildungen", „4 bis 6 Fortbildungen", „7 bis 9 Fortbildungen" oder „mehr als 9 Fortbildungen" wählen.

Die Antworten zeigen zunächst, dass fachlich qualifizierende Veranstaltungen öfter besucht werden als Informationsveranstaltungen. So nahmen 48,8% der antwortenden Zahnärzte an „7 und mehr", 37,5% an „4 bis 6" *fachlich qualifizierenden Veranstaltungen* teil.

An „7 und mehr" *informellen Veranstaltungen* nahmen dagegen nur 20,2% und an „4 bis 6" informellen Veranstaltungen 46,8% der befragten Zahnärzte teil. Das untermauert das auch bei den persönlichen Motiven herausgestellte vordringliche Interesse an der berufs- und fachspezifischen Qualifikationsverbesserung. Gleichzeitig belegen die Zahlen, dass mehr als 85% der Befragten bereits vor dem IUZ über Erfahrungen aus einem zumindest nennenswerten Engagement mit fachlich qualifizierender Fortbildung (mehr als 3 in den drei Jahren vor dem IUZ) verfügen.

Bei den Ersttteilnehmern der Zyklen fällt das besondere Fortbildungsengagement der Teilnehmer des 1. Zyklus auf. Hier geben weit mehr als die Hälfte, nämlich 56,4% der Zahnärzte an, dass sie 7 und mehr fachlich qualifizierende Fortbildungen in den letzten drei Jahren vor dem IUZ besucht haben, das sind etwa 10% mehr als bei den Zyklen 2 und 3. Zahnärzte mit hohem Fortbildungsengagement waren demnach vorrangig geneigt, sich dem Pilotprojekt Initiativkreis Umfassende Zahnheilkunde anzuschließen.

Zur Einordnung dieser Ergebnisse ist es interessant, Vergleiche zu anderen aktuellen Untersuchungen zum quantitativen Weiterbildungsverhalten von Erwachsenen anzustellen. Dabei kann allerdings im Hinblick auf die Berufsgruppe oder den Berufsstatus nur auf annähernd adäquate Untersuchungen zurückgegriffen werden.

Anzahl der Veranstaltungen	Anteil der Teilnehmer an informellen Veranstaltungen				
	IUZ gesamt N=315	1. Zyklus N=96	2. Zyklus N=117	3. Zyklus N=89	4. Zyklus N=6
<= 3	33,0%	37,1%	33,1%	33,6%	37,3%
4-6	46,8%	38,2	48,6%	44,3%	41,0%
7-9	8,4%	9,0%	7,7%	6,9%	9,6%
>9	11,8%	15,7	10,6%	15,3%	12,0%
o.A. N =	17	7	4	10	3

Tabelle 10 Teilnahme an informellen Fortbildungsveranstaltungen in den letzten drei Jahren vor der ersten IUZ-Teilnahme

Anzahl der Veranstaltungen	Anteil der Teilnehmer an fachlich qualifizierenden Veranstaltungen				
	IUZ gesamt N=315	1. Zyklus N=96	2. Zyklus N=117	3. Zyklus N=89	4. Zyklus N=6
<= 3	13,7%	6,7%	14,2%	11,9%	14,3%
4-6	37,5%	32,6%	36,9%	37,8%	34,5%
7-9	18,4%	22,5%	17,0%	16,3%	20,2%
>9	30,4%	38,2%	31,9%	34,1%	31,0%
o.A. N =	16	7	5	6	2

Tabelle 11 Teilnahme an fachlich qualifizierenden Fortbildungsveranstaltungen in den letzten drei Jahren vor der ersten IUZ-Teilnahme

Friederike Behringer hat mit einer sehr ähnlichen Fragestellung die Anzahl der beruflichen Weiterbildungsveranstaltungen untersucht, die Erwerbspersonen in den letzten drei Jahren vor ihrer Entscheidung für eine Weiterbildungsteilnahme (im Jahr 1993) besuchten. (Behringer 1999) Dazu griff sie auf die Daten der Projektgruppe Sozio-ökonomisches Panel (SOEP) am Deutschen Institut für Wirtschaftsforschung (DIW) zurück, die 1993 in einer Längsschnittuntersuchung bundesdeutscher Privathaushalte u.a. die Weiterbildungsbeteiligung der erwachsenen, regelmäßig erwerbstätigen Haushaltsmitglieder im Alter von 20 bis 64 Jahren ermittelte.

29% dieser Personen, die sich 1993 für die Teilnahme an einer Weiterbildung entschieden hatten, gaben an, dass sie zuvor vom Frühjahr 1990 bis zum Frühjahr 1992 an mindestens einer (im Durchschnitt an 3,4) organisierten Veranstaltung zur beruflichen Weiterbildung teilgenommen hatten. An nicht organisierten, informellen Veranstaltungen der beruflichen Weiterbildung nahmen im gleichen Zeitraum 45,7% der Personen dieser Untersuchungsgruppe teil.

Hinsichtlich der zeitlichen Einordnung sind diese Befunde mit dem Fortbildungsengagement der IUZ-Teilnehmer des 2. Zyklus vergleichbar, der 1993 gestartet wurde. 85,8% der Zahnärzte gaben an, dass sie in den letzten drei Jahren vor der IUZ-Teilnahme an mehr als drei fachlich qualifizierenden Veranstaltungen zur beruflichen Weiterbildung teilgenommen haben, 66,9% der Personen hatten an mehr als drei nicht organisierten informellen Fortbildungsmaßnahmen teilgenommen. Nach diesem Ergebnis zeigten die IUZ-Besucher bereits vor der Fortbildungsteilnahme ein deutlich höheres quantitatives Fortbildungsengagement als andere bundesdeutsche erwerbstätige Teilnehmer an beruflicher Weiterbildung.

Natürlich ist zu berücksichtigen, dass selbständig Tätige u.U. andere Vorraussetzungen und Motive für die Weiterbildungsteilnahme mitbringen, weil die Finanzierung, die Entscheidung und der Nutzen ihrer Weiterbildung meist allein in ihrer eigenen Hand liegen oder weil ihre Weiterbildungsentscheidung eher durch Vertretungsprobleme und Zeitknappheit beeinflusst wird. Das Berichtssystem Weiterbildung gibt Hinweise darauf, dass sich Selbstständige insgesamt eher seltener an beruflicher Weiterbildung beteiligen als Beamte und Angestellte. Der Anteil der Selbständigen, die sich bei einer Teilnahme an beruflicher Weiterbildung engagieren, stieg jedoch in den letzten Jahren proportional zur Gesamtentwicklung von 26% 1991 auf 34% 1994, 40% in 1997 und 43% in 2000 (vgl. BMBF 2001, Berichtssystem Weiterbildung VIII).

Die Einschätzung des Fortbildungsengagements der IUZ-Teilnehmer im Verhältnis zu der Gesamtheit der Zahnärzte bleibt – wie gesagt – schwierig, da hier keine vergleichbaren Untersuchungen vorliegen. Erhebungen der Bundeszahnärztekammer und des Instituts der deutschen Zahnärzte in den Jahren 1989 und 1993 zu Fortbildungsveranstaltungen und –trägern geben allerdings an, dass jeder Zahnarzt in Deutschland durchschnittlich 40 bzw. 37 Stunden pro Jahr für die Teilnahme an beruflicher Fortbildung aufwendet, was als Indiz für ein hohes Fortbildungsengagement in der gesamten Berufsgruppe gewertet werden kann.

Die von der Untersuchungsgruppe genannten Themenschwerpunkte, für die vor dem IUZ besuchten Fortbildungen, geben ein detaillierteres Bild von den Vorerfahrungen und bisherigen Fortbildungsinteressen.

Für die angemessene Betrachtung dieser Angaben sind jedoch einige Voraussetzungen zu beachten, die für die Auseinandersetzung des Zahnarztes mit speziellen Themenschwerpunkten eine Rolle spielen. So sind für die niedergelassenen Behandler keineswegs alle Themengebiete der Zahnmedizin gleichbedeutend. Einerseits sind nicht alle Themengebiete im Praxisalltag gleichermaßen relevant, z.B. ist das Wissen und Können in der Kinderzahnheilkunde normalerweise seltener gefragt als das fachliche Know-how zur Füllungstherapie. Zum anderen gibt es individuelle Vorlieben und Schwerpunkte bei den behandelnden Ärzten, denn längst nicht jeder praktiziert z.B. Implantologie oder Parodontologie im engeren Sinne und nur ein kleiner Teil ist in der Kieferorthopädie tätig. Schließlich wirken sich stets neu gewonnene Erkenntnisse z.B. zur Prävention sowie Unterschiede im erzielbaren wirtschaftlichen Erfolg bei den verschiedenen Tätigkeitsgebieten auf die Wahl der Fortbildungsschwerpunkte aus.

An der Spitze der vor der IUZ-Teilnahme bereits aufgegriffenen Themen stehen Fortbildungen zur Parodontologie, die von mehr als 70% aller Befragten besucht wurden. An Fortbildungen zur restaurativen Zahnheilkunde/Prothetik nahmen immerhin 61% der Befragten teil. Es folgt ein weites Mittelfeld unter den Themenschwerpunkten, deren Nennungshäufigkeit zwischen 53,0% und 46,0% liegt. Das sind die Funktionstherapie, die Endodontie, die Implantologie, die Prävention, die Füllungstherapie und das Praxismanagement. Die Chirurgie ist mit 27% ein deutlich weniger gefragtes Fortbildungsthema. Die Kinderzahnheilkunde, sonstige Themen, die Befunderhebung, die Kieferorthopädie und die berufspolitischen Themen folgen in der Rangliste bei Nennungen zwischen 14,6% und 6,3% auf den letzten Plätzen.

In der Rangfolge spiegelt sich wider, dass die Parodontologie wie auch die Prävention erst seit Mitte der 80er Jahre allmählich in den Fächerkanon der universitären Erstausbildung aufgenommen wurden, so dass sich viele praktizierende Zahnärzte das für notwendig erachtete Wissen und Können auf diesen Tätigkeitsgebieten allein durch Fortbildung erarbeiten konnten. (Plöger 1994) Andererseits ist das Interesse an kieferorthopädischen Themen eher gering, da dieses Arbeitsgebiet heute weitgehend in den Händen von spezialisierten Kieferorthopäden liegt, deren Anteil an den Zahnärzten bundesweit ca. 5% beträgt (vgl. Statistik der Bundeszahnärztekammer). Auch auf den Gebieten Chirurgie, Implantologie oder Kinderzahnheilkunde ist die Teilnahmeintensität durch die praxisbedingt unterschiedliche Frequenz dieser Arbeitsgebiete beeinflusst.

Betrachtet man die Entwicklung auf der Zeitschiene der nacheinander angebotenen IUZ-Zyklen, so können folgende Trends hervorgehoben werden. Das Interesse für die drei häufigsten Fortbildungsthemen Parodontologie, restaurative Zahnheilkunde/Prothetik und Funktionstherapie ist rückläufig, bei den Themen

Praxismanagement und Kinderzahnheilkunde ist dagegen ein steigendes Fortbildungsinteresse zu erkennen.

Fortbildungs-schwerpunkte vor IUZ-Teilnahme	IUZ gesamt N=315		Zyklus 1 N=96		Zyklus 2 N=146		Zyklus 3 N=141		Zyklus 4 N=86	
	ins-ges.	v.H.	ins-ges.	v.H.	ins-ges.	v.H.	ins-ges.	v.H.	ins-ges.	v.H.
Parodontologie	229	72,7%	74	77,1%	111	76,0%	105	74,5%	59	68,6%
restaurative ZHK/Prothetik	192	61,0%	64	66,7%	92	63,0%	86	61,0%	54	62,8%
Funktionstherapie	167	53,0%	63	65,6%	81	55,5%	73	51,8%	43	50,0%
Endodontie	165	52,4%	56	58,3%	73	50,0%	72	51,1%	43	50,0%
Implantologie	162	51,4%	51	53,1%	69	47,3%	76	53,9%	43	50,0%
Prävention	151	47,9%	51	53,1%	68	46,6%	65	46,1%	38	44,2%
Füllungstherapie	146	46,3%	47	49,0%	65	44,5%	70	49,6%	48	55,8%
Praxismanagement	145	46,0%	38	39,6%	70	47,9%	64	45,4%	38	44,2%
Chirurgie	85	27,0%	27	28,1%	42	28,8%	50	35,5%	31	36,0%
Kinder ZHK	46	14,6%	6	6,3%	22	15,1%	28	19,9%	15	17,4%
sonstige	37	11,7%	10	10,4%	19	13,0%	20	14,2%	14	16,3%
Befunderhebung	27	8,6%	13	13,5%	16	11,0%	8	5,7%	7	8,1%
KFO	22	7,0%	9	9,4%	9	6,2%	12	8,5%	7	8,1%
Politik	20	6,3%	6	6,3%	9	6,2%	6	4,3%	1	1,2%

Tabelle 12 Themenschwerpunkte in der Fortbildung vor der IUZ-Teilnahme

Fortbildungsengagement vor der IUZ-Teilnahme

Fachlich qualifizierende Fortbildungsmaßnahmen fanden mehr Zuspruch als informelle.

Mehr als 85% der Befragten nahmen vor der Teilnahme am IUZ im Durchschnitt mindestens einmal im Jahr an fachlich qualifizierenden Fortbildungen teil.

Auch im Vergleich mit anderen Untersuchungen zum beruflichen Weiterbildungsengagement kommt hier bereits vor der IUZ-Teilnahme eine hohe Fortbildungsintensität in der Berufsgruppe zum Ausdruck.

Das erfragte Fortbildungsengagement vor der IUZ-Teilnahme war bei den Teilnehmern des ersten Zyklus am stärksten, was für die Interessenten eines Pilot-Projekts passend erscheint.

Parodontologie, restaurative Zahnheilkunde/Prothetik und Funktionstherapie waren die beliebtesten Fortbildungsthemen. Das Interesse an diesen Themen ist jedoch im Zeitverlauf der Zyklen rückläufig während das Interesse an Fortbildungen zum Praxismanagement und zur Kinderzahnheilkunde ansteigt.

8.1.3 Realisierung des Lehr-Lern-Prozesses

Die Angaben der Befragten zum Lehrstoff wie zur Referentenkompetenz insgesamt sollen Hinweise auf die Realisierung des Lehr-Lern-Prozesses und auf Lernmöglichkeiten geben, die sich auf die Wissensaufnahme und den Wissenstransfer in den Berufsalltag auswirken.

Relevanz des ausgewählten Lehrstoffs

Die IUZ-Teilnehmer wurden gebeten, die Auswahl des Lehrstoffs für jedes einzelne Themengebiet mit einer Wertung von 1 bis 6 analog dem Schulnotensystem zu beurteilen.

Themen-schwer-punkte	IUZ gesamt alle Teiln. N =315			Zyklus 1 alle Teiln. N = 96			Zyklus 2 alle Teiln. N = 146			Zyklus 3 alle Teiln. N = 141			Zyklus 4 alle Teiln. N = 86		
	arith. M.	Stand. abw.	o.A. N =	arith. M.	Stand. abw.	o.A. N =	arith. M.	Stand. abw	o.A. N =	arith. M.	Stand. abw	o.A. N =	arith. M.	Stand. abw	o.A. N =
Endodontie	1,71	0,69	47	1,56	0,71	15	1,74	0,73	20	1,76	0,69	15	1,74	0,78	12
Parodontologie	1,75	0,72	44	1,63	0,64	15	1,67	0,69	16	1,76	0,78	13	1,80	0,77	11
Füllungstherapie	1,95	0,72	47	1,87	0,63	18	1,93	0,73	17	1,95	0,72	14	1,81	0,65	11
Prävention	1,97	0,79	52	1,99	0,81	17	2,02	0,80	19	1,93	0,81	21	1,89	0,76	14
restaurative ZHK/ Prothetik	1,99	0,75	51	1,74	0,65	18	1,91	0,68	17	2,13	0,78	16	2,03	0,78	13
Funktionstherapie	2,24	0,86	50	1,96	0,81	17	2,28	0,90	17	2,31	0,80	18	2,28	0,94	15
Chirurgie	2,39	0,85	61	2,34	0,83	20	2,35	0,90	23	2,46	0,90	23	2,45	1,01	15
Befunderhebung	2,44	0,87	62	2,26	0,94	20	2,48	0,87	22	2,48	0,83	25	2,51	0,95	18
Implantologie	2,46	0,92	69	2,41	0,96	22	2,42	0,87	27	2,37	0,92	24	2,32	0,95	15
Kinder ZHK	2,46	0,94	73	2,70	1,01	30	2,41	0,91	29	2,39	0,90	22	2,25	0,90	18
Praxismanagement	2,54	0,81	54	2,47	0,84	19	2,47	0,81	21	2,60	0,87	21	2,59	0,87	15
sonstige	2,72	0,83	77	2,77	0,92	30	2,75	0,79	28	2,75	0,83	28	2,95	0,82	22
Politik	3,06	1,06	68	2,85	1,02	23	3,03	1,06	26	3,22	1,08	28	3,24	1,12	19
KFO	3,27	1,01	118	3,22	0,92	38	3,16	0,95	53	3,29	1,10	48	3,43	1,11	32

Tabelle 13 Einschätzung der Relevanz des ausgewählten Lehrstoffs nach Themengebieten

Sie gaben an, dass sie sich von den Inhalten in den Bereichen Endodontie, Parodontologie, Füllungstherapie, Prävention und restaurative Zahnheilkunde/Prothetik besonders angesprochen fühlten. Der Lehrstoff für diese Themengebiete wurde mit sehr gut bis gut bewertet. Die Streuung in der Beurteilung ist die geringste und variiert zwischen 0,69 und 0,75 in der Standardabweichung.

Das breite Mittelfeld mit guter bis befriedigender Einschätzung der Stoffauswahl erstreckt sich auf das Gebiet der Funktionstherapie, der Chirurgie, der Befunderhebung, der Implantologie, der Kinderzahnheilkunde, auf das Praxismanagement sowie auf den Bereich der sonstigen Themen. Hier sind die Wertungen mit einer Standardabweichung von 0,81 bis 0,94 gestreut.

Als befriedigend und schlechter wird die Auswahl der Inhalte für die Themengebiete Politik und Kieferorthopädie bewertet. Hier zeigt auch die Standardabweichung von mehr als 1 die größte Streuung. Zur Kieferorthopädie wurden häufig keine Angaben gemacht.

Ein Blick auf die quantitative Gewichtung des Themenangebots im IUZ zeigt keine Ähnlichkeit mit der hier ermittelten Reihenfolge.

In der nach Zyklen differenzierten Betrachtung zeigen sich ähnliche Bewertungsstrukturen. Das höchste Bewertungsniveau findet sich bei den Teilnehmern des ersten 1990 gestarteten Zyklus. Ein Bewertungsanstieg im Verlauf der Zyklen zeigt sich bei den Inhalten der Themengebiete Implantologie und Kinderzahnheilkunde. Insbesondere die ‚Kinderzahnheilkunde konnte ihren Rang von Platz 11 im 1. Zyklus auf Platz 6 im 4. Zyklus verbessern.

Lehrverhalten und Kompetenz der Referenten

Die aus der Bewertung der Präsentationsqualität mit den Noten 1 bis 6 resultierende Rangfolge der Themengebiete ist mit der der Inhalte nahezu identisch. Sie bewegt sich jedoch in einem engeren Rahmen. So reichen die Mittelwerte der angegebenen Einschätzungen von 1,82 bei der Endodontie bis zu 2,90 bei der Politik. Die Spannbreite ist mit 1,08 statt mit 1,56 deutlich geringer. Auch die auffällig kleineren Unterschiede in den Standardabweichungen – die Schwankungsbreite zwischen 0,75 und 0,89 liegt bei 0,14 – zeigt, dass die Befragten im Hinblick auf die Präsentationsqualität eine einheitlichere Meinung vertreten als zur Auswahl der Lehrinhalte. Insgesamt wurde die Präsentationsqualität demnach, in Schulnoten ausgedrückt, mit „gut plus“ bis „befriedigend plus“ bewertet.

Nach Zyklen betrachtet ist das Bewertungsniveau vom ersten bis zum dritten IUZ-Durchgang tendenziell leicht rückläufig. Bei der Beurteilung der Präsentationsqualität durch die Teilnehmer des letzten Zyklus werden jedoch für die Themenbereiche Parodontologie, Füllungstherapie, restaurative Zahnheilkunde/Prothetik, Chirurgie, Kinderzahnheilkunde und Implantologie wieder verbesserte Durchschnittswerte erkennbar.

Themen-schwer-punkte	IUZ gesamt alle Teiln. N =315			Zyklus 1 alle Teiln. N = 96			Zyklus 2 alle Teiln. N = 146			Zyklus 3 alle Teiln. N = 141			Zyklus 4 alle Teiln. N = 86		
	arith. M.	Stand. abw.	o.A. N =	arith. M.	Stand. abw.	o.A. N =	arith. M.	Stand. abw.	o.A. N =	arith. M.	Stand. abw.	o.A. N =	Arith M.	Stand. abw.	o.A. N =
Endodontie	1,82	0,75	53	1,64	0,76	18	1,74	0,73	22	1,90	0,75	18	1,96	0,79	13
Parodontologie	1,88	0,76	52	1,70	0,76	19	1,79	0,72	20	1,93	0,79	16	1,89	0,78	11
Füllungstherapie	2,05	0,76	53	1,92	0,84	20	2,03	0,81	21	2,12	0,74	17	1,97	0,68	11
restaurative ZHK/ Prothetik	2,10	0,76	56	1,80	0,65	20	2,03	0,75	21	2,24	0,83	18	2,19	0,89	13
Prävention	2,11	0,76	60	2,10	0,77	19	2,10	0,81	23	2,08	0,77	24	2,09	0,78	16
Funktionstherapie	2,31	0,82	58	2,01	0,83	21	2,34	1,88	20	2,41	0,75	20	2,42	0,92	14
Chirurgie	2,34	0,73	69	2,16	0,58	23	2,26	0,68	28	2,43	0,76	26	2,30	0,66	15
Befunderhebung	2,36	0,79	69	2,17	0,86	24	2,36	0,78	25	2,49	0,79	27	2,51	0,92	18
Kinder ZHK	2,39	0,89	83	2,69	0,97	34	2,27	0,80	33	2,32	0,89	25	2,12	0,77	20
Implantologie	2,49	0,84	75	2,44	0,92	25	2,43	0,80	31	2,45	0,83	25	2,37	0,84	16
Praxismanagement	2,49	0,81	63	2,33	0,79	24	2,43	0,79	25	2,50	0,80	23	2,56	0,81	15
sonstige	2,53	0,85	85	2,51	0,81	35	2,58	0,94	33	2,51	0,76	31	2,68	0,81	24
KFO	2,89	0,84	134	2,70	0,77	43	2,87	0,89	62	3,01	0,87	57	3,07	1,04	40
Politik	2,90	0,89	77	2,64	0,75	29	2,90	0,83	31	2,98	0,93	32	3,09	0,98	22

Tabelle 14 Einschätzung der Präsentationskompetenz nach Themengebieten

Es ist nun von Interesse neben den differenzierten, zyklusbezogenen Tendenzen bei der Beurteilung der IUZ-Durchführung in den einzelnen Themengebieten, auch die Einschätzung der Referentenkompetenzen zu betrachten. Auch wenn hier eine Vielzahl unterschiedlicher Referenten mit wenigen Items beurteilt wird, kann damit doch herausgestellt werden, ob die zuvor aufgetretenen Tendenzen auf der personenbezogenen Referentenebene wiederzufinden sind.

Wie die Auswahl der Inhalte und die Präsentationsqualität, so wurden auch die Kompetenzen der Referenten auf einer Skala von 1 bis 6 bewertet. Die beste Bewertung erhielt eindeutig die Fachkompetenz, für die ein arithmetisches Mittel von 1,87 festgestellt werden kann. Die soziale Kompetenz, die methodische Kompetenz, die didaktische Kompetenz und die Medienkompetenz wurden auf der Notenskala im Durchschnitt zwischen 2,0 und 2,5 bewertet. Am Schluss stehen die von den Referenten zur Verfügung gestellten Skripte, die den Notenschnitt von 2,78 erreichten. Hier liegt aber auch die Standardabweichung mit 1,04 eindeutig höher als bei den übrigen Kompetenzbeurteilungen.

Eine auf die Zyklen bezogene Betrachtung zeigt, dass die Einschätzung der „IUZ-Pioniere" des 1. Zyklus nicht grundsätzlich zu einer besseren Bewertung führt. Bei den sehr nah beieinander liegenden Mittelwerten schneiden die Fachkompetenz, Sozial- und Medienkompetenz im 1. Zyklus schlechter ab als in anderen Zyklen. Ein allgemeiner Rückgang im Bewertungsniveau ist vielmehr zwischen dem 2. und 3. Zyklus zu erkennen, deren Teilnehmer den Referenten insgesamt die schwächsten Kompetenzen attestierten.

Referentenkompetenz	IUZ gesamt alle Teiln.N=315			Zyklus 1 alle Teiln. N= 96			Zyklus 2 alle Teiln. N= 146			Zyklus 3 alle Teiln. N= 141			Zyklus 4 alle Teiln. N= 86		
	arith. M.	Stand. abw.	o.A. N =	arith. M.	Stand. abw.	o.A. N =	arith. M.	Stand. abw	o.A. N =	arith. M.	Stand. abw.	o.A. N =	arith. M.	Stand. abw.	o.A. N =
Fachkompetenz	1,87	0,65	15	1,82	0,60	9	1,79	0,68	4	1,96	0,65	5	1,88	0,67	4
soziale Kompetenz	2,09	0,75	13	2,11	0,91	7	2,00	0,73	4	2,06	0,70	5	2,00	0,70	4
kommunikative Kompetenz	2,19	0,70	19	2,08	0,79	10	2,11	0,66	7	2,17	0,73	9	2,19	0,70	7
methodischen Kompetenz	2,36	0,70	14	2,28	0,77	8	2,29	0,67	4	2,38	0,70	5	2,36	0,70	4
didaktische Kompetenz	2,39	0,71	14	2,30	0,63	8	2,33	0,70	4	2,42	0,75	5	2,39	0,71	3
Medienkompetenz*	2,49	0,77	112	2,45	0,71	31	2,42	0,84	44	2,48	0,70	54	2,49	0,77	25
Skripte	2,78	1,04	16	2,56	1,04	7	2,70	1,01	5	2,95	1,08	7	2,78	1,04	5

* eine drucktechnische Auslassung führte zu vermehrt fehlenden Angaben zu diesem Aspekt

Tabelle 15 Einschätzung der Referentenkompetenz

Relevanz des ausgewählten Lehrstoffs / des Lehrverhalten und der Kompetenzen der Referenten

Die Rangfolge der Themengebiete, die sich aus der Beurteilung der Stoffauswahl ergibt, ist nahezu identisch mit der Beurteilung ihrer Präsentation. Die

Schwankungsbreite bei der Benotung der Themenauswahl ist allerdings höher und liegt zwischen den Mittelwerten 1,71 und 3,27.

Die beste Beurteilung erhielten die Endodontie, die Parodontologie, die Prävention und die restaurative Zahnheilkunde/Prothetik. Schlusslichter bilden die Politik und die Kieferorthopädie.

8.1.4 Wirkung und Nutzen

8.1.4.1 Kompetenzzuwachs

Berufliches Wissen und Fähigkeiten

Die Untersuchungsteilnehmer wurden gebeten, die Wirkung ihrer Fortbildung im Initiativkreis Umfassende Zahnerhaltung auf den Ausbau der individuellen Kenntnisse und Fähigkeiten in den unterschiedlichen Themengebieten auf der Notenskala zwischen 1 und 6 einzuschätzen.

Daraus ergibt sich, dass die Zahnärzte dem IUZ für fast alle Themengebiete im Durchschnitt einen guten oder befriedigenden Einfluss auf ihren Kompetenzzuwachs bescheinigen. Die Rangfolge lehnt sich an die bisher schon beobachtete Struktur an. Die fünf Spitzenreiter Endodontie, Parodontologie, Füllungstherapie, restaurative Zahnheilkunde/Prothetik und Prävention heben sich auch hier vom Mittelfeld Funktionstherapie, Befunderhebung, Kinderzahnheilkunde, Chirurgie, Praxismanagement, sonstige Themengebiete und Implantologie ab. Eindeutige Schlusslichter sind die Kieferorthopädie und die Berufspolitik mit Durchschnittsnoten von 3,52 bzw. 3,72. Die Streuung drückt sich in Standardabweichungen zwischen 0,82 und 1,14 aus, wobei Standardabweichungen über 1,0 bei der Wirkungseinschätzung für die Berufspolitik ermittelt wurden sowie für die Themenbereiche Kinderzahnheilkunde, Implantologie und Kieferorthopädie, die nicht von allen Zahnärzten praktiziert werden.

Bei den nach Zyklen differenzierten Befragungsergebnissen erreicht die Einschätzung der Teilnehmer des 1. Zyklus das höchste Niveau. Das geringere Niveau des 2. Zyklus steigt für viele Themenbereiche im 3. oder spätestens im 4. Zyklus. Einen eindeutig negativen Trend in der Entwicklung der Wirkungsbeurteilung des IUZ für den Ausbau der individuellen Kenntnisse und Fähigkeiten vom 1. bis zum 4. Zyklus zeigt sich für die Themenbereiche Praxismanagement, Politik und Kieferorthopädie. Positiv entwickelt sich dagegen die Wertung für den Bereich Kinderzahnheilkunde.

Die rückwirkende Beurteilung wird sicher davon bestimmt, inwieweit die von den Teilnehmern erwarteten Fortbildungswünsche wirksam erfüllt werden konnten. Solche Wirkungen lassen sich am ersten bei den Themengebieten erzielen, für die ohnehin ein großes Fortbildungsinteresse besteht. Einige Themenschwerpunkte erreichen allerdings im Vergleich zum Fortbildungsinteresse, das für die Zeit vor der IUZ-Teilnahme festgestellt wurde, bemerkenswerte Plätze. So konnte der IUZ das Know-how der Befragten in der Endodontie eindeutig am positivsten beeinflussen, obwohl dieser Themenbereich bei den früher besuchten Fortbildungen nur Rang 4 erreichte und in 6,47% der IUZ-Veranstaltungen thematisiert wurde. Ebenso wurde dem Gebiet der Kinderzahnheilkunde, einem Spezialgebiet mit einem Anteil von nur 1,44% der IUZ-Veranstaltungen, eine beachtliche Wirkung auf die Fachkompetenz zugeordnet, während das in 19,91% der IUZ-Veranstaltungen behandelte Praxismanagement nur einen der hinteren Plätze in der Wirkungsbeurteilung erreichen konnte.

Themen-schwer-punkte	IUZ gesamt alle Teiln.N=315			Zyklus 1 alle Teiln. N= 96			Zyklus 2 alle Teiln. N= 146			Zyklus 3 alle Teiln. N= 141			Zyklus 4 alle Teiln. N= 86		
	arith. M.	Stand. abw.	o.A. N =	arith. M.	Stand. abw.	o.A. N =	arith. M.	Stand. abw.	o.A. N =	arith. M.	Stand. abw.	o.A. N =	arith. M.	Stand. abw.	o.A. N =
Endodontie	2,09	0,82	48	1,82	0,76	17	2,11	0,79	21	2,17	0,90	15	2,15	0,93	12
Parodontologie	2,19	0,84	45	1,96	0,79	16	2,15	0,86	18	2,17	0,80	14	2,23	0,94	11
Füllungstherapie	2,26	0,84	51	2,13	0,84	20	2,24	0,88	21	2,27	0,79	15	2,14	0,76	12
restaurative ZHK/ Prothetik	2,30	0,83	54	2,01	0,74	20	2,25	0,83	20	2,42	0,90	16	2,32	0,94	13
Prävention	2,31	0,83	55	2,18	0,79	18	2,39	0,85	22	2,22	0,85	22	2,23	0,89	16
Funktionstherapie	2,66	0,92	51	2,33	0,78	18	2,73	0,97	17	2,72	0,92	18	2,68	0,95	14
Befunderhebung	2,67	0,86	64	2,57	0,89	21	2,68	0,91	23	2,66	0,86	26	2,60	0,87	18
Kinder ZHK	2,75	1,01	77	2,92	0,99	32	2,66	0,94	31	2,69	1,06	23	2,53	1,01	20
Chirurgie	2,78	0,90	65	2,69	0,89	22	2,72	0,87	27	2,83	0,87	24	2,68	0,84	15
Praxismanagement	2,84	0,92	57	2,73	0,91	21	2,81	0,92	23	2,86	0,95	22	2,97	0,89	15
sonstige	2,95	0,97	83	2,97	0,99	32	3,05	0,93	32	2,92	1,02	30	3,19	1,09	23
Implantologie	3,02	1,14	78	2,96	1,22	27	3,10	1,20	31	2,97	1,13	24	2,99	1,18	17
Politik	3,52	1,09	73	3,35	1,14	25	3,41	1,06	28	3,66	1,14	29	3,75	1,13	19
KFO	3,72	1,14	132	3,44	0,96	44	3,79	1,18	61	3,75	1,21	53	3,85	1,25	38

Tabelle 16 Auswirkung des IUZ auf den Ausbau der individuellen Kenntnisse und Fähigkeiten nach Themengebieten

Hier weisen die deutlichen Parallelen zur Beurteilung der Themenrelevanz und der Präsentationskompetenz für die einzelnen Themenschwerpunkte (s. Kap. 8.1.3) auf einen engen Zusammenhang zwischen der professionellen Gestaltung didaktischer und methodischer Bedingungen und dem empfundenen Fortbildungsnutzen hin.

Die wirkungsvollen Einblicke in den aktuellen Kenntnisstand der verschiedenen Themenbereiche sind für den Initiativkreis Bausteine eines Ganzen. Er zielt ab auf die Vermittlung eines umfassenden Konzepts als Rahmen für künftiges zahnärztliches Handeln. Auf die Frage, inwieweit dieses Ziel erreicht werden konnte, gaben 85,9% der Befragten an, dass die Vermittlung eines umfassenden Konzepts durch den IUZ „voll und ganz" oder „weitgehend" gelungen ist, 14,1% sahen dieses Ergebnis als nur „ansatzweise" oder „gar nicht" gegeben an.

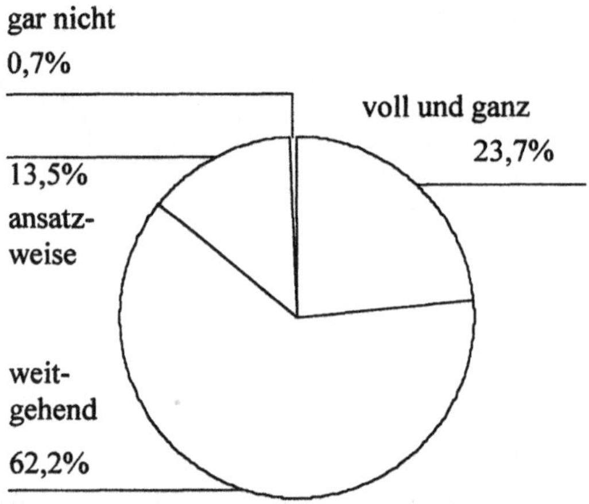

Abbildung 9 Bewertung für die Vermittlung eines umfassenden zahnärztlichen Konzepts durch den IUZ

Fortbildungsverhalten

Nachdem die Zahnärzte zunächst zu ihrem Fortbildungsverhalten vor der IUZ-Teilnahme (s. Kap. 8.1.2.3) befragt wurden, soll die gleiche Fragestellung zu ihrem Fortbildungsverhalten nach der IUZ-Teilnahme Verhaltensänderungen im Zusammenhang mit dem IUZ erkennbar machen.

Hinsichtlich der Fortbildungshäufigkeit zeigt sich erneut eine klare Vorliebe für die fachlich qualifizierenden Veranstaltungen. Verschiebungen im quantitativen Fortbildungsengagement zeigen jedoch für den Bereich der informellen Veranstaltungen wie für die fachlich qualifizierenden Veranstaltungen die gleiche Tendenz.

Anzahl der Veranstaltungen	Anteil der Teilnehmer an informellen Veranstaltungen				
	IUZ gesamt N=315	1. Zyklus N=96	2. Zyklus N=146	3. Zyklus N=141	4. Zyklus N=86
<= 3	33,8%	26,7%	30,0%	42,9%	40,7%
4-6	38,5%	34,4%	40,0%	36,8%	40,7%
7-9	10,8%	8,9%	13,6%	8,3%	4,9%
>9	16,9%	30,0%	16,4%	12,0%	13,6%
o.A. N =	19	6	6	8	5

Tabelle 17 Teilnahme an informellen Fortbildungsveranstaltungen nach der IUZ-Teilnahme

Anzahl der Veranstaltungen	Anteil der Teilnehmer an fachlich qualifizierenden Veranstaltungen				
	IUZ gesamt N=315	1. Zyklus N=96	2. Zyklus N=146	3. Zyklus N=141	4. Zyklus N=86
<= 3	15,8%	10,3%	14,6%	22,1%	22,5%
4-6	27,4%	17,2%	21,2%	32,8%	30,0%
7-9	18,8%	23,0%	21,2%	13,0%	13,8%
>9	38,0%	49,4%	43,1%	32,1%	33,8%
o.A. N =	23	9	9	10	6

Tabelle 18 Teilnahme an fachlich qualifizierenden Fortbildungsveranstaltungen nach der IUZ-Teilnahme

Veränderungen nach Größenklassen	Veränderungen in der Häufigkeit der Teilnahme an informellen Veranstaltungen nach dem IUZ				
	IUZ gesamt N=315	1. Zyklus N=96	2. Zyklus N=146	3. Zyklus N=141	4. Zyklus N=86
minus 3	0,3%	-	0,7%	0,8%	-
minus 2	2,1%	-	1,4%	4,7%	3,8%
minus 1	16,3%	8,0%	15,9%	20,5%	20,0%
unverändert	56,9%	58,0%	54,3%	59,8%	62,5%
plus 1	16,0%	22,7%	15,9%	9,4%	7,5%
plus 2	7,3%	9,1%	10,9%	4,7%	6,3%
plus 3	1,0%	2,3%	0,7%	-	-
o.A. N =	27	8	8	14	6

Tabelle 19 Veränderungen in der Teilnahme an informellen Fortbildungsveranstaltungen nach der IUZ-Teilnahme

Veränderungen nach Größenklassen	Veränderungen in der Häufigkeit der Teilnahme an fachlich qualifizierenden Veranstaltungen nach dem IUZ				
	IUZ gesamt N=315	1. Zyklus N=96	2. Zyklus N=146	3. Zyklus N=141	4. Zyklus N=86
minus 3	2,5%	1,2%	1,5%	4,7%	2,6%
minus 2	2,1%	3,6%	0,8%	2,4%	1,3%
minus 1	15,6%	13,3%	17,3%	18,9%	19,2%
unverändert	51,8%	53,0%	47,4%	58,3%	57,7%
plus 1	18,1%	15,7%	20,3%	10,2%	14,1%
plus 2	7,8%	12,0%	9,0%	4,7%	3,8%
plus 3	2,1%	1,2%	3,8%	0,8%	1,3%
o.A. N =	33	13	13	14	8

Tabelle 20 Veränderungen in der Teilnahme an fachlich qualifizierenden Fortbildungsveranstaltungen nach der IUZ-Teilnahme

Im Vergleich der Teilnehmeraktivitäten vor und nach dem IUZ sank die Quote der Befragten mit „4-6“ Veranstaltungsbesuchen für die fachlichen Veranstaltungen von 46,8% auf 38,5% und für die informellen Veranstaltungen von 37,5% auf 27,4%. Statt dessen stieg der Anteil der Befragten, die mehr als 7 Fortbildungsveranstaltungen besuchten bei den fachlich qualifizierenden Veranstaltungen um 8% auf 56,8% und bei den informellen Veranstaltungen von 7,5% auf 27,7%.

Eine Auswertung der Veränderungen zeigt, dass 56,9% bzw. 51,8% der antwortenden IUZ-Teilnehmer die Anzahl ihrer Fortbildungsaktivitäten nicht ausgedehnt haben. 18,7% schraubten ihr Engagement bei den informellen und 20,2% bei den fachlich qualifizierenden Fortbildungen um meist eine Antwortkategorie zurück. Dagegen stieg der Anteil der zuletzt fortbildungsfreudigeren Zahnärzte um 24,3% hinsichtlich informeller und um 28% hinsichtlich fachlich qualifizierender Fortbildungen. Der Anteil der Befragten, die die Zahl ihrer Fortbildungsaktivitäten um mehr als zwei Antwortkategorien erweiterten, lag bei 8,3% bzw. 9,9%.

Diese Übersicht zeigt – ausgehend von einem hohen Aktivitätsniveau – ein tendenziell weiter steigendes Fortbildungsengagement. Neben vielen Zahnärzten, die zu vermehrten Fortbildungsaktivitäten angeregt werden konnten, haben sich aber fast genauso viele zurückgezogen. Gründe für dieses Verhalten deuten sich in der nach Zyklen differenzierten Betrachtung der Angaben an.

Wiederum wird das besondere Engagement der Teilnehmer des 1. Zyklus sichtbar, von denen seit der IUZ-Teilnahme 38,9% „7 und mehr“ informelle und 72,4% „7 und mehr“ fachlich qualifizierende Fortbildungen besuchten. Insbesondere im Hinblick auf die fachlich qualifizierenden Veranstaltungen verlief die Entwicklung für die Befragten des 2. Zyklus ähnlich positiv. Bei den Teilnehmern der Zyklen 3 und 4 war das Fortbildungsengagement dagegen rückläufig. Dabei muss berücksichtigt werden, dass die Teilnehmer der zeitlich späteren Zyklen im Vergleich zu den Teilnehmern der Zyklen 1 und 2 über einen z.T. erheblich kürzeren Zeitraum ihres auf den IUZ folgenden Fortbildungsengagements berichteten.

Aus den Angaben der Themenschwerpunkte der Fortbildungsaktivitäten nach dem IUZ-Besuch ergeben sich Veränderungen in der Rangfolge der Beliebtheit, die sich in allen Zyklen nachvollziehen lassen. Das für die Fortbildung am meisten präferierte Fachgebiet ist nach wie vor die Parodontologie, die Plätze zwei und drei werden von der Endodontie und der Implantologie belegt. Letztere konnte sich um zwei Ränge verbessern. Dagegen verlor die restaurative Zahnheilkunde/Prothetik zwei Ränge und durch das stark zurückgegangene Interesse an Fortbildungen zur Funktionstherapie wurde dieser Themenschwerpunkt ganz aus der Spitzengruppe verdrängt. Durch einen Verlust von 5 Rangstufen, landete er im Mittelfeld. Die Prävention, die Füllungstherapie und das Praxismanagement verbesserten sich um einen Rang und alle anderen Themenschwerpunkte behielten ihre Position. Letztlich tauschten Kieferorthopädie und Politik die Ränge am Ende der Liste.

Themen-schwerpunkte nach der IUZ-Teilnahme	IUZ gesamt N=315			Zyklus 1 N=96		Zyklus 2 N=146		Zyklus 3 N=141		Zyklus 4 N=86	
	ins-ges.	v.H.	Rang-ände-rung	ins-ges.	v.H.	ins-ges.	v.H.	ins-ges.	v.H.	ins-ges.	v.H.
Parodontologie	197	62,5%	-	65	67,7%	103	70,5%	78	55,3%	50	58,1%
Endodontie	154	48,9%	+2	45	46,9%	74	50,7%	71	50,4%	43	50,0%
Implantologie	152	48,3%	+2	51	53,1%	64	43,8%	66	46,8%	39	45,3%
restaurative ZHK/Prothetik	143	45,4%	-2	51	53,1%	66	45,2%	57	40,4%	33	38,4%
Prävention	135	42,9%	+1	40	41,7%	71	48,6%	55	39,0%	34	39,5
Füllungsthera-pie	132	41,9%	+1	45	46,9%	61	41,8%	61	43,3%	40	46,5%
Praxis-management	126	40,0%	+1	39	40,6%	59	40,4%	51	36,2%	29	33,7%
Funktions-therapie	114	36,2%	-5	42	43,8%	54	37,0%	46	32,6%	26	30,2%
Chirurgie	62	19,7%	-	26	27,1%	30	20,5%	29	20,6%	18	20,9%
Kinder ZHK	43	13,7%	-	8	8,3%	20	13,7%	23	16,3%	13	15,1%
sonstige	39	12,4%	-	16	16,7%	18	12,3%	15	10,6%	11	12,8%
Befund-erhebung	39	12,4%	-	18	18,8%	17	11,6%	16	11,3%	12	14,0%
Politik	31	9,8%	+1	11	11,5%	17	11,6%	15	10,6%	10	11,6%
KFO	18	5,7%	-1	6	6,3%	7	4,8%	9	6,4%	5	5,8%

Tabelle 21 Themenschwerpunkte in der Fortbildung nach der IUZ-Teilnahme

Bei diesen – mit Ausnahme der Funktionstherapie – moderaten Rangveränderungen in der Wahl der Fortbildungsschwerpunkte ist es umso bemerkenswerter, dass das Ausmaß der Nennungen für fast alle Bereiche rückläufig ist. Wie die Übersichtstabelle zeigt, ist das Fortbildungsinteresse für die Themenschwerpunkte Funktionstherapie mit -16,8% , restaurative ZHK/Prothetik mit -15,6% und Parodontologie mit -10,2% besonders stark zurückgegangen. Im Mittelfeld mit rückläufiger Frequentierung zwischen -7,0% und -3,0% liegen die Fortbildungsschwerpunkte Chirurgie, Praxismanagement, Prävention, Füllungstherapie, Endodontie und Implantologie. Geringe Änderungen zeigen sich bei den weniger bedeutenden Schwerpunkten Kinderzahlheilkunde (-0,7%), Kieferorthopädie (-0,5%) und bei den sonstigen Gebieten (+0,7%).

Nennenswerte Zuwachsraten sind nur für die Themengebiete Politik und Befunderhebung zu verzeichnen. Die Zunahme des Interesses an berufspolitschen Themen ist bemerkenswert, da der Politik als Themengebiet des IUZ ansonsten stets eine nachrangige Bedeutung zugemessen wurde.

Themenschwer-punkte	Veränderungen bei der Wahl der Fortbildungsschwerpunkte nach der IUZ-Teilnahme IUZ gesamt N=315				
		Anteil der Befragten, die den Themenschwerpunkt			
	v.H.	nicht mehr wählen	neu wählen	beibehalten	o.A. N =
Funktionstherapie	-16,8%	23,8%	7,0%	29,2%	126
restaurative ZHK/Prothetik	-15,6%	25,7%	10,2%	35,2%	91
Parodontologie	-10,2%	21,6%	11,4%	51,1%	50
Chirurgie	-7,3%	13,3%	6,0%	13,7%	211
Praxismanagement	-6,0%	16,7%	10,8%	29,2%	136
Prävention	-5,0%	20,3%	15,2%	27,6%	116
Füllungstherapie	-4,4%	16,8%	12,4%	29,5%	136
Endodontie	-3,5%	18,1%	14,6%	34,3%	104
Implantologie	-3,1%	14,0%	10,8%	17,3%	119
Kinder ZHK	-0,9%	7,0%	6,0%	7,6%	250
KFO	-0,5%	3,5%	2,2%	3,5%	260
sonstige	+0,7%	6,0%	6,7%	5,7%	257
Politik	+3,5%	4,4%	7,9%	1,9%	270
Befunderhebung	+3,8%	5,1	8,9%	3,5%	260

Tabelle 22 Veränderungen der Themenschwerpunkte der Fortbildung nach der IUZ-Teilnahme

Berufliches Wissen und Fähigkeiten

Die intensivsten Auswirkungen erzielte der IUZ auf die Kenntnisse und Fähigkeiten zu Themengebieten, für die auch zuvor ein vorrangiges Fortbildungsinteresse bestand bzw. zu den breiten Themengebieten des zahnärztlichen Praxisalltags.

Unabhängig davon wurden auch für andere Themengebiete bemerkenswerte Wirkungseinschätzungen abgegeben, bei denen sich Parallelen zu der Bewertung von fachlich relevanter Themenauswahl und Referentenkompetenz einerseits und der Einschätzung der Auswirkungen auf die Kenntnisse und Fähigkeiten der Fortbildungsteilnehmer andererseits abzeichnen. Sie lassen die

Bedeutung einer professionellen Fortbildungsgestaltung für die Nützlichkeit der Veranstaltung erkennen.

Im Gegensatz zu dieser qualitativen Komponente konnte kein Zusammenhang zwischen der Fortbildungswirkung und der Häufigkeit der Themenbehandlung beim IUZ festgestellt werden.

Fortbildungsverhalten

Das Fortbildungsverhalten ist nach dem IUZ-Besuch tendenziell durch ein z.T. quantitativ erheblich ausgeweitetes Engagement gekennzeichnet. Viele Befragte, insbesondere Teilnehmer der Zyklen 3 und 4 gaben allerdings auch eine rückläufige Zahl von Fortbildungsbesuchen nach der IUZ-Teilnahme an. Dabei ist zu bedenken, dass diese Personengruppe den IUZ erst vor kürzerer Zeit beendet hatte.

Hinsichtlich des Themenspektrums ihrer Fortbildungen machten die Zahnärzte spürbar zurückhaltendere Angaben. Für die befragte Gruppe zeichnet sich demnach ein Trend zur Ausweitung der Fortbildungsaktivitäten mit einer stärkeren Konzentration auf eine geringe Zahl von Themengebiete ab.

8.1.4.2 Persönlicher und unternehmerischer Nutzen

Persönlicher Nutzen

Der persönliche Nutzen des IUZ zeigt sich darin, wie die mit der eigenen Persönlichkeit verbundenen Motive und Erwartungen für die Teilnahme am Initiativkreis Umfassende Zahnerhaltung erfüllt werden konnten. Zur Bewertung der entsprechenden Items konnten die Untersuchungsteilnehmer in vier Bewertungsalternativen zum Ausdruck bringen, ob diese persönlichen Vorstellungen in hohem, deutlichem, geringem Maße oder gar nicht erfüllt werden konnten.

Die Auswertung zeigt, dass der IUZ in seiner Wirkung im Vergleich zu den in ihn gesetzten Erwartungen (s.Kap.8.1.2.2) eher enttäuschte. Allerdings haben die Befragten vor allem eine Verbesserung ihrer Kenntnisse und Fähigkeiten erfahren und ihnen wurde ein besserer Anschluss an Veränderungen und Entwicklungen im zahnärztlichen Berufsfeld erleichtert.

An zweiter Stelle empfanden 68,1% der Befragten, dass ihre Lernbereitschaft in hohem oder deutlichem Maße neu herausgefordert wurde. Gemessen an der Bewertung der Ausgangsmotive erreicht dieser Aspekt nun einen um zwei Plätze verbesserten Rang. Das deutet darauf hin, dass die Teilnehmer den IUZ nicht nur als Veranstaltung zur Vermittlung von Fachinformationen sondern auch als Training für das berufliche Lernen bewusst erlebt haben.

Die Verbesserung der Arbeitszufriedenheit, die als Motiv zur Teilnahme am IUZ auf Platz 3 eine große Bedeutung hatte, konnte nach Angabe von 63,9% Befragten in hohem oder deutlichen Ausmaß erreicht werden.

Obwohl die Teilnehmer der Untersuchung angaben, dass sie vor allem ihre Kenntnisse und Fähigkeiten verbessern konnten, führte der IUZ nicht in gleichem Maße zur Erweiterung des Tätigkeitsspektrums. 63,5% der antwortenden Zahnärzte gaben an, dass der IUZ für sie in hohem oder deutlichem Ausmaß zum Auf- bzw. Ausbau interessanter und anspruchsvoller Tätigkeitsgebiete beigetragen hat. Die Nutzeneinschätzung zu diesem Aspekt liegt somit um zwei Rangplätze niedriger als seine Bedeutung für den Entschluss zur Teilnahme.

Die Stärkung des beruflichen Selbstwertgefühls und des eigenen Images konnte durch die Teilnahme am IUZ nur bei 39,6% bzw. 35,4% der Befragten in hohem oder deutlichen Maße gefördert werden. Dem Ausbau und der Anerkennung ihrer beruflichen Persönlichkeit durch den IUZ hatten die Zahnärzte allerdings auch vor Beginn der Veranstaltung die geringste Bedeutung zugemessen.

Ziele und Erwartungen	als Teilnahmemotiv Rang	Rangänderung	IUZ gesamt alle Teiln. N = 315		Zyklus 1 alle Teiln. N = 96		Zyklus 2 alle Teiln. N = 146		Zyklus 3 alle Teiln. N = 141		Zyklus 4 alle Teiln. N = 86	
			arith. Mittel	Stand. abw.	arith. Mittel	Stand. abw.	arith. Mittel	Stand. abw	arith. Mittel	Stand. abw	arith. Mittel	Stand. abw
fachlich „den Anschluss halten"	1	-	1,93	0,65	1,82	0,64	1,90	0,63	1,94	0,67	1,86	0,68
persönliche Lernbereitschaft wurde neu herausgefordert	4	+2	2,20	0,81	2,14	0,85	2,17	0,79	2,24	0,79	2,19	0,76
Verbesserung der Arbeitszufriedenheit	3	-	2,25	0,82	2,19	0,91	2,22	0,82	2,28	0,86	2,22	0,91
neue oder ausgebaute Tätigkeitsgebiete	2	-2	2,26	0,73	2,12	0,81	2,16	0,70	2,29	0,72	2,25	0,75
Persönlichkeit als Zahnarzt ausbauen	6	+1	2,73	0,84	2,68	0,89	2,70	0,86	2,73	0,88	2,74	0,95
Verbesserung des eigenen Images als Zahnarzt	7	+1	2,78	0,81	2,73	0,86	2,76	0,84	2,75	0,85	2,81	0,88
Verbesserung der wirtschaftlichen Situation	5	-2	2,90	0,77	2,78	0,83	2,85	0,74	2,91	0,78	2,93	0,75

Tabelle 23 Erreichen der persönlichen Ziele und Erwartungen durch die Teilnahme am IUZ

Die geringste Wirkung sahen die befragten Teilnehmer für ihre wirtschaftliche Situation. Ein Viertel (25,2%) gab an, dass der IUZ-Besuch sich in hohem oder deutlichem Maße verbessernd auf ihre wirtschaftliche Situation ausgewirkt hat. Diese Einschätzung bleibt hinter den ohnehin nicht allzu hohen Erwartungen an diesen Effekt noch zurück. Der ökonomische Aspekt verlor zwei Plätze in der vergleichenden Rangfolge.

Hinter dem Streben nach einer Verbesserung des aktuellen beruflichen Wissens und Könnens und damit nach höherer zahnärztlicher Qualifizierung ist nicht allein beruflicher Idealismus zu vermuten. Der Anreiz liegt gewiss auch in der Sicherung und dem Ausbau der eigenen wirtschaftlichen Position.

Bei einem insgesamt eher rückläufigen Leistungsvolumen der gesetzlichen Krankenversicherung und steigender Zahnarztdichte (KZBV Jahrbuch 2001) erfordern ökonomische Zwänge zunehmend den Ausbau der Privatleistungen.

Solche Leistungen, die von den Patienten als Zusatzleistungen selbst zu bezahlen sind oder von privaten Krankenversicherungen übernommen werden, unterliegen nicht den Regelungen des Sozialgesetzbuches „...ausreichend, zweckmäßig und wirtschaftlich...das Maß den Notwendigen nicht überschreiten(d)..." (SGB V § 12(1)). Sie unterliegen den Bedingungen des freien Wettbewerbs und erfordern allein deshalb eine deutlich höhere Qualitätsorientierung.

Der IUZ zielt darauf ab, die Zahnärzte für diese Zusammenhänge zu sensibilisieren und die Vorraussetzungen für eine höhere Qualitätsorientierung des Einzelnen zu schaffen. Die Entwicklung des Anteils der sogenannten „außervertraglichen Leistungen"/ Privatleistungen am Praxisumsatz ist deshalb ein Indiz, ob und inwieweit der Initiativkreis in dieser Richtung wirken konnte.

Sofern die Befragungsteilnehmer nicht zu den sechs Privatbehandlern unter den Befragten gehören, deren Leistungsvergütungen von den Bedingungen der gesetzlichen Krankenversicherung unabhängig sind, zeigt sich, dass der Anteil der außervertraglichen Leistungen/Privatleistungen vor der Teilnahme am IUZ in einem Drittel der Fälle unter 10% lag. 45,4% der antwortenden Zahnärzte schätzten diesen Anteil auf 10-30%, 15% auf 31-50% und eine kleine Gruppe von 5,7% lag im Umsatzanteil über 51%.

Unter den Zahnärzten, die 1990 mit dem IUZ begonnen haben, ist die Gruppe der Teilnehmer mit einem sehr geringen Anteil außervertraglicher Leistungen/ Privatleistungen mit 39,5% besonders groß. Andererseits ist die Gruppe der Zahnärzte, die ihren Umsatz überwiegend, d.h. zu mehr als 50%, durch Leistungen außerhalb des gesetzlichen Krankenkassensystems bestreiten, im Zyklenvergleich mit 7,0% die größte. Das mag damit zusammenhängen, dass eine solche Umsatzstruktur eine besondere Innovationsfreude und Qualitätsorientierung voraussetzt, durch die andererseits auch die Teilnahme an Pilotveranstaltungen wie dem 1.IUZ-Zyklus begünstigt wird. Der Anteil der befragten Ersttelnehmer mit einem Umsatzanteil von weniger als 10% außervertraglicher Leistungen/Privatleistungen nimmt in den Zyklen 2 und 3 kontinuierlich ab. Der Anteil der Zahnärzte mit Umsatzanteilen zwischen 10% und 30% sowie zwischen 31% und 50% wächst an. Die Gruppe mit Umsatzanteilen über 51% wird allerdings noch kleiner. Sinnvolle Aussagen zu den Erstteilnehmern des 4. Zyklus können aufgrund der geringen Zahl von Befragungsteilnehmern nicht gemacht werden.

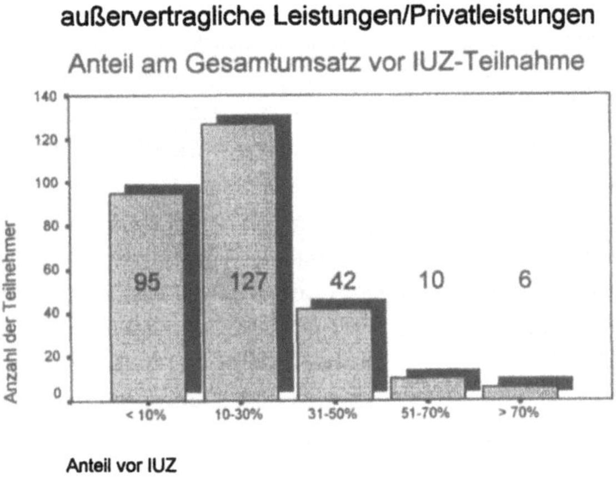

Anteil außervertraglicher Leistungen/ Privatleistg.	Anteil der Teilnehmer				
	IUZ gesamt N=315 davon o.A. N=39	1. Zyklus N=96 davon o.A. N=10	2. Zyklus N=117 davon o.A. N=15	3. Zyklus N=89 davon o.A. N=6	4. Zyklus N=6 davon o.A. N=1
< 10%	33,9%	39,5%	35,3%	26,5%	-
10-30%	45,4%	43,0%	44,1%	49,4%	60%
31-50%	15,0%	10,5%	14,7%	20,5%	20%
51-70%	3,6%	5,8%	3,9%	1,2%	-
>70%	2,1%	1,2%	2,0%	2,4%	20%

Abbildung 10 / Tabelle23 *Anteil der außervertraglichen Leistungen/Privatleistungen vor der IUZ-Teilnahme*

Die Umsatzbetrachtung für die Zeit nach dem IUZ ergibt, dass die Zahl der Zahnärzte mit einem Umsatzanteil der außervertraglichen Leistungen/Privatleistungen von weniger als 10% deutlich gesunken ist, um 24% auf 9,9%. Während die Zahl der Teilnehmer mit einem Umsatzanteil von 10-30% in etwa unverändert blieb, konnte in der Abstufung 31-50% eine Steigerung um 11,5% auf 26,5% und in der Abstufung 51-70% eine Steigerung um 9,8% auf 13,4% erreicht werden. Der Anteil derer, bei denen die kassenzahnärztliche Versorgung für den Umsatz (Anteil der außervertraglichen/Privatleistungen >70%) nur noch eine geringe Bedeutung hat, konnte sich mehr als verdoppeln und erreichte 4,6%.

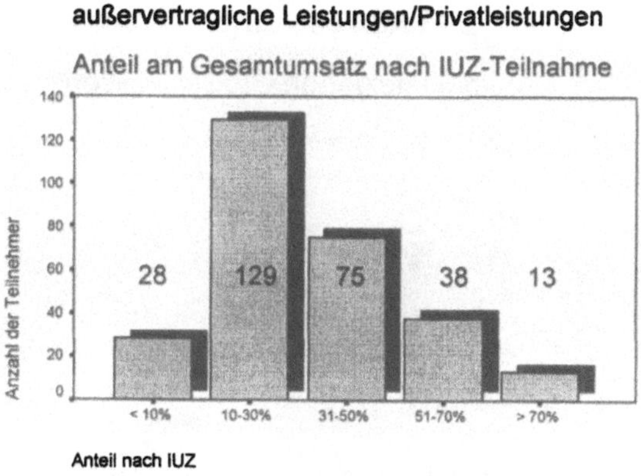

Anteil außer-vertraglicher Leistungen/ Privatleistg.	Anteil der Teilnehmer				
	IUZ gesamt N=315 davon o.A. N=36	1. Zyklus N=96 davon o.A. N= 9	2. Zyklus N=117 davon o.A. N=13	3. Zyklus N=89 davon o.A. N=6	4. Zyklus N=6 davon o.A. N=1
< 10%	9,9%	9,2%	8,7%	12,0%	-
10-30%	45,6%	44,8%	42,3%	50,6%	60%
31-50%	26,5%	20,7%	29,8%	27,7%	20%
51-70%	13,4%	17,2%	16,3%	7,2%	-
>70%	4,6%	8,0%	2,9%	2,4%	20%

Abbildung 11 / Tabelle 25 Anteil der außervertraglichen Leistungen/Privatleistungen nach der IUZ-Teilnahme

Eine Übersicht über die Veränderungen des Umsatzanteils der außervertraglichen Leistungen/Privatleistungen in den einzelnen Praxen gibt genauere Informationen über die tendenzielle Umsatzentwicklung bei den Befragten.

Zunächst fällt auf, dass kein Teilnehmer einen Rückgang seines Anteils außervertraglicher Leistungen/Privatleistungen angegeben hat. Bei 51,8% stagniert der Anteil in einer Größenklasse, 36,6% können eine Verbesserung um eine Größenklasse und 10,1% um zwei Größenklassen verzeichnen. Eine Steigerung um drei Größenklassen, das kommt einem Anstieg um ca. 40-60% gleich, schafften 1,4% der antwortenden Zahnärzte.

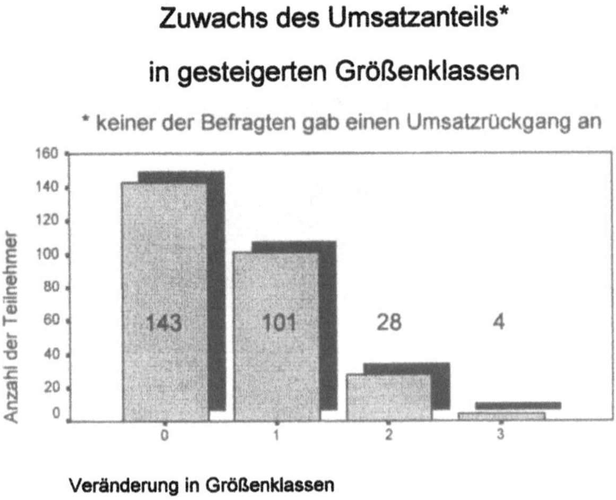

Änderung der Umsatz-anteilsklasse	Anteil der Teilnehmer				
	IUZ gesamt N=315 davon o.A. N=43	1. Zyklus N=96 davon o.A. N= 12	2. Zyklus N=117 davon o.A. N=16	3. Zyklus N=89 davon o.A. N=7	4. Zyklus N=6 davon o.A. N=1
keine Änderung	51,8%	40,5%	44,6%	70,7%	-
+ 1 Klasse	36,6%	39,3%	43,6%	26,8%	-
+ 2 Klassen	10,1%	16,7%	10,9%	2,4%	-
+ 3 Klassen	1,4%	3,6%	1,0%	-	-

Abbildung 12 / Tabelle 26 *Änderung der Umsatzgrößenklasse für den Anteil der außervertraglichen Leistungen/Privatleistungen nach der IUZ-Teilnahme*

Die Anzahl und das Ausmaß der ermittelten Steigerungen für den Anteil der außervertraglichen Leistungen/Privatleistungen nahm von IUZ-Zyklus zu IUZ Zyklus ab. Die Ersttteilnehmer von 1990 konnten die größten Zuwächse erreichen, die des dritten, 1996 gestarteten Zyklus die bisher geringsten.

Vor allem bei dem unabhängig von sogenannten „Kassenleistungen" erbrachten Umsatz darf nicht übersehen werden, dass die Umsatzentwicklungen in den Zahnarztpraxen sowohl in der Höhe als auch in der Struktur von zahlreichen Faktoren wie Patientenkonstellation, politischen Entscheidungen, Zahnarztdichte im Einzugsgebiet u. ä. abhängen. Zur Beurteilung der Entwicklung dieser Kennzahl bei den IUZ-Teilnehmern werden deshalb vergleichsweise Durchschnittswerte aus den regelmäßigen, bundesweiten Erhebungen der Kassenzahnärztlichen Bundesvereinigung (KZBV) herangezogen.(KZVB-Jahrbuch 2001)

Die KZBV ermittelt, wie sich der Anteil der nicht über die KZV (Kassenzahnärztliche Vereinigung) abgerechneten Gesamteinnahmen je Praxisinhaber entwickelt hat. Dieser Anteil ist zwar keine absolut vergleichbare Kenngröße, da sie neben den außervertraglichen Leistungen/Privatleistungen auch die obligatorischen privaten Zuzahlungen der Patienten zu kassenzahnärztlichen Leistungen für Zahnersatz und Kieferorthopädie sowie alle außervertraglichen Privatleistungen beinhaltet. Die inhaltlichen Parallelen zu den in dieser Untersuchung erhobenen Daten sind jedoch so groß, dass die Kennzahlen der KZBV zum Abgleich wesentlicher Tendenzen herangezogen werden können.

Die KZBV-Statistik zeigt, dass sich der fragliche Anteil von 1977 bis 1988 im Durchschnitt stets zwischen 24,6% und 28,4% bewegte und 1989, dem Jahr vor dem ersten IUZ-Zyklus erstmals auf 39,2% anstieg. Seitdem ist dieser Umsatzanteil nach verschiedenen, meist durch politische Entscheidungen beeinflussten Schwankungen, bis zum Jahr 2000, dem Jahr vor der Erhebung, insgesamt um 2,5% gestiegen.

Von 1992, dem Jahr vor dem 2. Zyklus, bis 2000 ist der Anteil der außerhalb der gesetzlichen Leistungen vereinnahmten Leistungen um 14,1% gesunken und von 1995 bis 2000 um 0,4% leicht gestiegen.

Stellt man dagegen, dass der Privatleistungsanteil am Gesamtumsatz bei keinem befragten IUZ-Teilnehmer zurückgegangen ist, und dass fast die Hälfte dieser Zahnärzte ihren Privatleistungsanteil um mindestes eine Größenklasse verbessern konnten, so kann daraus geschlossen werden, dass IUZ-Teilnehmer vor allem langfristig den Umfang ihrer Privatleistungen stärker ausbauen konnten als andere Zahnärzte, die ihren Privatleistungsanteil im Schnitt kaum verbessern konnten oder sogar rückläufige Entwicklungen hinnehmen mussten. Dieser Zusammenhang ist auch deshalb bemerkenswert, da die Teilnehmer die ökonomischen Auswirkungen des IUZ eher gering einschätzen.

nicht über die KZV abgerechnete Einnahmen je Praxisinhaber (alte Bundesländer)	1990	1991	1992	1993	1994	1995	1996	1997	1998	1999	2000
Anteil a.d. Gesamteinnahmen	51,5%	53,4%	55,8%	45,0%	40,3%	40,9%	40,6%	41,4%	54,6%	44,8%	41,7%
Veränderungen z. Vorjahr	+12,3%	+1,9%	+2,4%	-10,8%	-4,7%	+0,6%	-0,3%	+0,8%	+13,2%	-9,8%	-3,1%
Veränderungen 1989 -2000	+12,3%	+14,2%	+16,4%	5,8%	1,1%	1,7%	1,4%	2,2%	15,4%	5,6%	2,5%
Veränderungen 1992 -2000				-10,8%	-15,5%	-14,9%	-15,2%	-14,4%	-1,2%	-11,0%	-14,1%
Veränderungen 1995 -2000							-0,3%	+0,5%	+13,7%	+3,9%	+0,8%

Tabelle 27 Privat, nicht über die KZV abgerechnete Einnahmen je Praxisinhaber (Quelle: KZVB Jahrbuch 2001)

persönlicher Nutzen

Als besonders großen persönlichen Nutzen empfanden die IUZ-Teilnehmer Verbesserungen für ihre fachliche Tätigkeit, wobei allerdings die Wirkungen des IUZ auf den Aus- und Aufbau von Tätigkeitsgebieten spürbar geringer eingeschätzt wurden als erwartet. Eine besonders positive Wertung erhielt die Wirkung des IUZ auf die Herausforderung der persönlichen Lernbereitschaft.

Für die Entwicklung und Stärkung der Zahnarztpersönlichkeit spielte der IUZ eine nachrangige Rolle.

unternehmerischer Nutzen

Der ökonomische Nutzen des IUZ wurde von den Zahnärzten gering eingeschätzt.

Der Anteil der außervertraglichen Leistungen/Privatleistungen am Praxisanteil als Indikator für Leistungen, die nach den Regeln eines Marktes außerhalb des von den gesetzlichen Krankenkassen vergüteten Leistungsspektrums erbracht werden, ist jedoch bei keinem Teilnehmer gesunken. Bei nahezu der Hälfte der Befragten ist er um mindestens eine Größenklasse gestiegen.

Im Vergleich zu ähnlichen statistischen Kennzahlen der KZBV für gleiche Zeiträume liegt die relative Umsatzentwicklung für außervertragliche Leistungen/Privatleistungen bei den IUZ-Teilnehmern höher, obwohl dem IUZ nur eine geringe Auswirkung auf die Entwicklung der individuellen ökonomischen Situation zugeschrieben wurde.

8.1.4.3 Umsetzung des Erlernten im Berufsalltag

Zur Anwendung der Fortbildungsinhalte im Berufsalltag gaben die Befragen an, in welchen Themengebieten sie die IUZ-Erkenntnisse „sofort", „nicht sofort" oder „gar nicht" umsetzen konnten.

Abbildungen 13 bis 17 Umsetzung der IUZ-Erkenntnisse nach Themengebieten

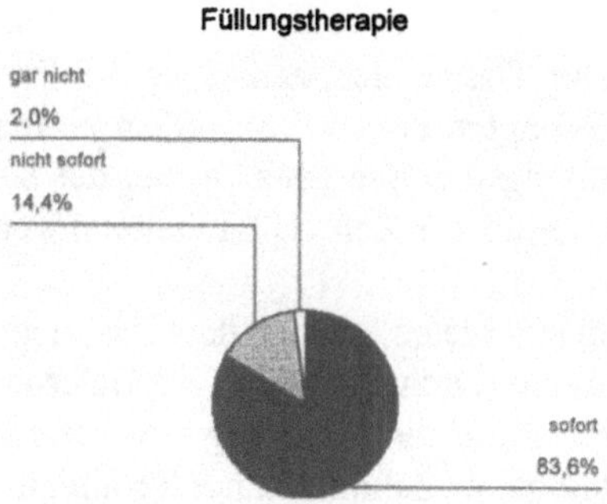

16 Teilnehmer machten keine Angaben

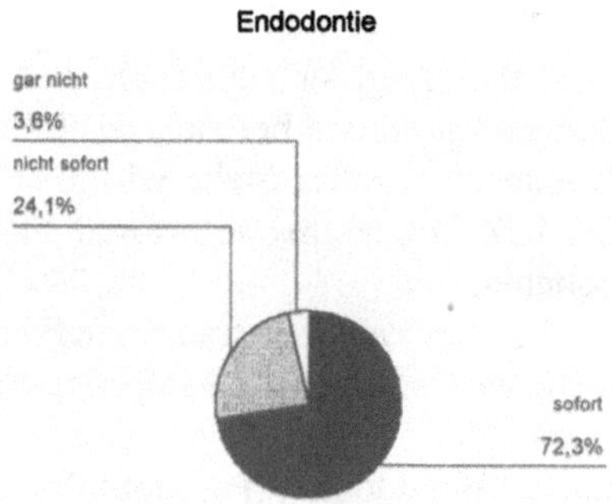

12 Teilnehmer machen keine Angaben

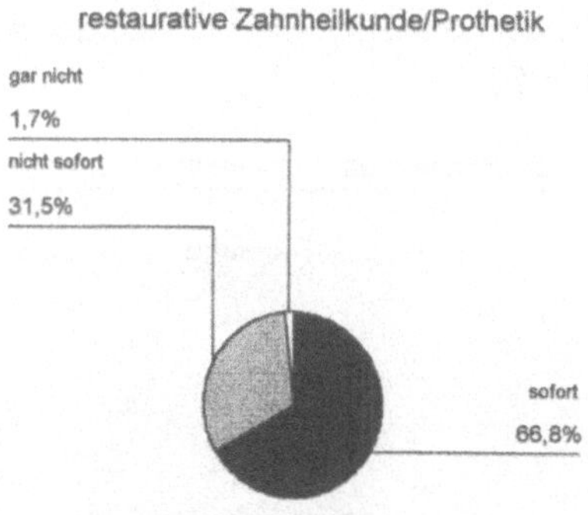

17 Teilnehmer machten keine Angaben

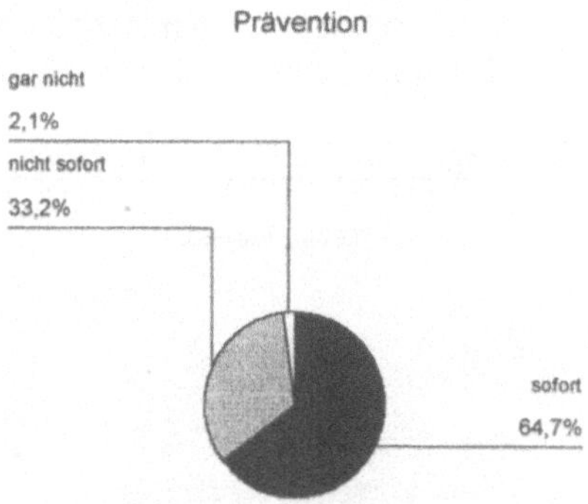

26 Teilnehmer machten keine Angaben

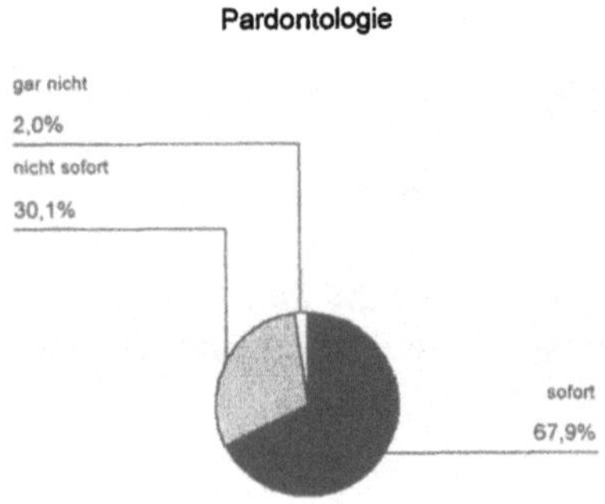

16 Teilnehmer machten keine Angaben

Dabei zeigt sich für sechs von dreizehn Themengebieten, dass die Fortbildungserkenntnisse bei mehr als 95% der Befragten in den Praxisalltag einfließen konnten. An erster Stelle wird hier die Füllungstherapie genannt, bei der 83,6% der IUZ-Teilnehmer sofort und 14,4% im Laufe der Zeit IUZ-Inhalte anwenden konnten.

Zu den weiteren transferstarken Themengebieten, denen deutlich mehr als 60% der Befragten eine sofortige Bereicherung durch das beim IUZ Gelernte bescheinigten, zählen die schon unter anderen Aspekten vorrangig bewerteten Bereiche Endodontie, Parodontologie, restaurative Zahnheilkunde/Prothetik und Prävention, aber auch die Befunderhebung.

Die Erkenntnisse in den Themenbereichen Funktionstherapie, Chirurgie, Praxismanagement und Kinderzahnheilkunde wurden immerhin noch von 91,6% - 84,2% der Befragen in den Berufsalltag transferiert. Hier sinkt jedoch der Anteil der sofort umgesetzten IUZ-Inhalte auf unter 50%.

Abbildungen 18 bis 21 Umsetzung der IUZ-Erkenntnisse nach Themengebieten

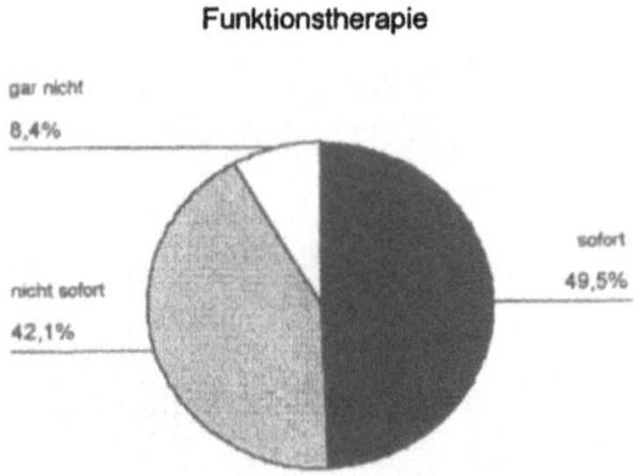

18 Teilnehmer machen keine Angaben

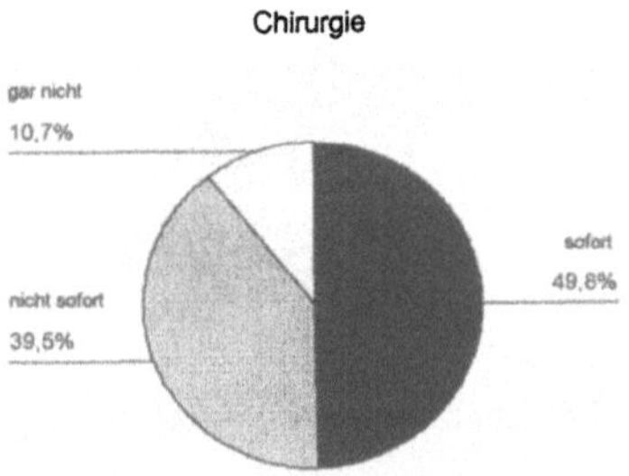

34 Teilnehmer machten keine Angaben

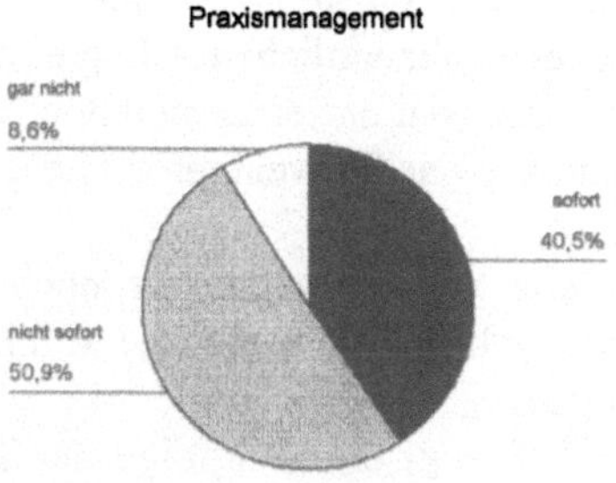

24 Teilnehmer machten keine Angaben

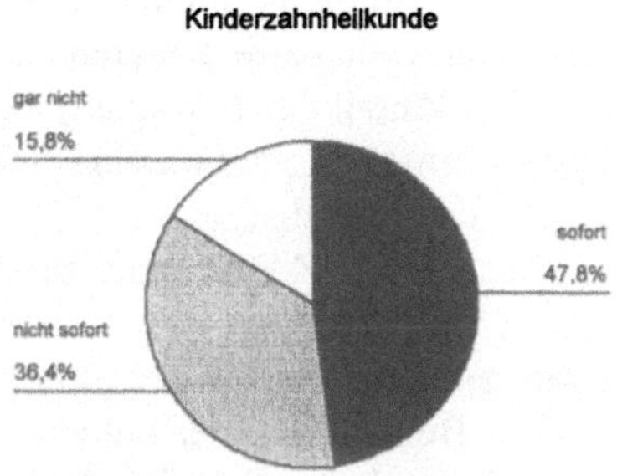

43 Teilnehmer machten keine Angaben

Abbildungen 22 bis 24 Umsetzung der IUZ-Erkenntnisse nach Themengebieten

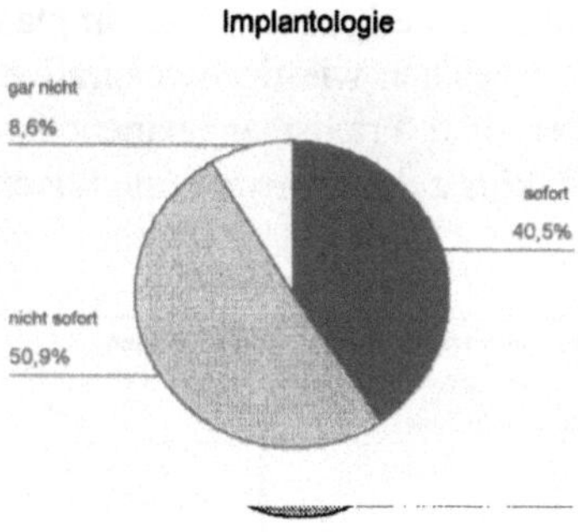

43 Teilnehmer machten keine Angaben

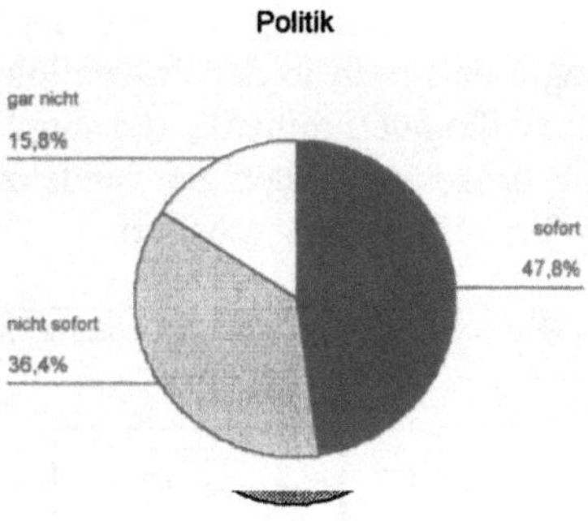

44 Teilnehmer machten keine Angaben

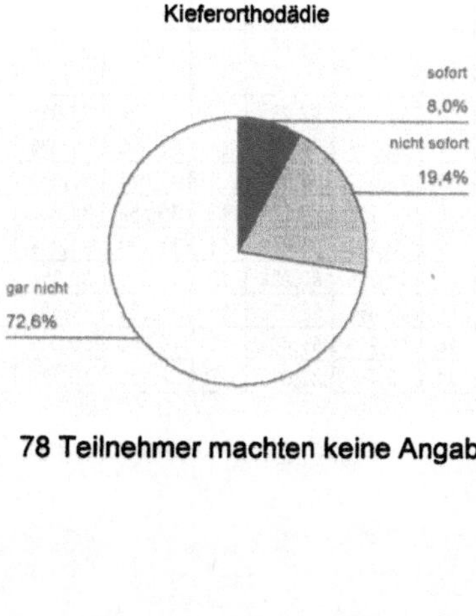

78 Teilnehmer machten keine Angaben

Die Fortbildungserkenntnisse zu den Themengebieten Implantologie, Politik und Kieferorthopädie konnten am wenigsten in den zahnärztlichen Alltag einfließen. Der Anteil der Befragten, die das Erlernte praktisch umsetzen konnten, sank hier auf unter 62,5% und eine sofortige Anwendung war für weniger als 25% der Befragten möglich.

Aus den IUZ-Beiträgen zur Kieferorthopädie konnten sogar nur noch bei 27,4% der Befragten Erkenntnisse in die Praxis einfließen, wobei die sofortige Umsetzung nur bei 8% der Befragten möglich war.

Bei Betrachtung der unterschiedlichen Zyklen zeigt die Rangfolge der Themengebiete beim Fortbildungstransfer in die Praxis keine auffälligen Abweichungen. Die ermittelten Quoten bewegen sich in der Zeitschiene der veranstalteten Zyklen unterschiedlich auf und ab, aber auf ähnlichem Niveau.

Bei den „Sofort-Anwendern", deren Verhalten eine besonders intensive Transferanregung widerspiegelt, sinken die Umsetzungsambitionen für einige Bereiche wie Politik, Funktionstherapie und Chirurgie von Zyklus zu Zyklus. Positive Tendenzen zeigen sich dagegen in der Kinderzahlheilkunde, in der Implantologie und auch in der Prävention. In anderen Bereichen wie der restaurativen Zahnheilkunde/Prothetik, der Implantologie oder dem Praxismanagement war nach zunächst rückläufiger Tendenz bis zum 3. Zyklus zuletzt wieder eine höhere „Sofort"-Umsetzung möglich.

Themenschwerpunkte	Umsetzung der IUZ-Inhalte im Berufsalltag nach Themenschwerpunkten 1. sofort – 2. sofort oder später Anteil an allen Teilnehmer											
	Zyklus 1 alle Teiln. N= 96			Zyklus 2 alle Teiln. N= 146			Zyklus 3 alle Teiln. N= 141			Zyklus 4 alle Teiln. N= 86		
	1.	2.	o.A. N =	1.	2.	o.A. N =	1.	2.	o.A. N =	1.	2.	o.A. N =
Füllungstherapie	80,2%	92,7%	6	81,5%	93,8%	7	82,3%	95,1%	4	81,4%	97,7%	2
Endodontie	69,8%	92,7%	5	67,8%	93,1%	5	68,8%	93,6%	4	67,4%	26,7%	2
Parodontologie	71,9%	90,7%	8	69,9%	95,9%	4	61,7%	95,7%	3	64,0%	96,6%	3
restaurative ZHK/Prothetik	65,6%	89,6%	8	69,9%	95,2%	5	60,3%	95,8%	5	62,8%	94,2%	4
Prävention	49,0%	84,4%	13	62,3%	93,1%	7	61,0%	92,2%	9	61,6%	93,0%	5
Befunderhebung	55,2%	83,3%	10	58,2%	91,1%	7	56,7%	85,1%	14	52,3%	87,2%	7
Funktionstherapie	53,1%	85,4%	7	47,3%	90,5%	5	43,3%	88,0%	6	43,0%	41,9%	3
Chirurgie	45,8%	79,2%	14	48,6%	84,9%	8	46,1%	80,1%	12	45,3%	84,8%	6
Praxismanagement	43,8%	83,4%	8	41,8%	89,1%	9	30,5%	83,7%	11	31,4%	84,9%	6
Kinder ZHK	33,3%	60,4%	21	43,8%	78,7%	11	44,0%	80,2%	12	46,5%	82,5%	9
Implantologie	20,8%	55,2%	15	20,5%	53,4%	18	22,0%	58,9%	14	25,6%	59,3%	7
Politik	20,8%	51,0%	19	21,2%	56,8%	16	19,9%	51,8%	17	19,8%	50,0%	10
KFO	5,2%	19,8%	30	8,9%	23,3%	34	6,4%	22,0%	9	8,1%	19,7%	19

Tabelle 28 Auswirkung des IUZ auf den Ausbau der individuellen Kenntnisse und Fähigkeiten nach Themengebieten

Vergleich mit Auswirkungen auf Kenntnisse, Inhalte und Präsentation

Neben der praxisrelevanten Umsetzung der IUZ-Erkenntnisse in den einzelnen Arbeitsgebieten interessierte auch der Einfluss auf das Praxisumfeld des Zahnarztes. Hier standen den Befragten für die Bewertung verschiedener Aspekte die Abstufungen „profitierte in hohem Ausmaß", „profitierte in deutlichem Ausmaß", „profitierte in geringem Ausmaß" und „keine Auswirkungen" zur Verfügung.

Die Antworten zeigen, dass in der Praxis vor allem das Qualitätsniveau verbessert werden konnte. Hier stellen 68,9% der Zahnärzte eine hohe oder deutliche Wirkung der durch den IUZ vermittelten Anregungen fest, lediglich 2,8% sehen keine Auswirkung.

Das Praxiskonzept wie auch das Leistungsspektrum wurden durch die IUZ-Teilnahme in 48,7% bzw. in 47,5% der Fälle in hohem oder deutlichem Ausmaß positiv beeinflusst. Keinen Einfluss registrierten 4,9% bzw. 6,8% der Befragten.

Etwas geringer waren die Auswirkungen auf die durch die IUZ-Erkenntnisse hervorgerufenen Anregungen zur Mitarbeiterfortbildung und auf den Aus- und Aufbau eines qualitätsorientierten Patientenklientels. Hier stimmten 42,4% bzw. 40,6% der Teilnehmer den Kategorien „hohes Ausmaß" und „deutliches Ausmaß" zu. Die Gruppe der Befragten, die keine Auswirkungen verzeichnen konnten, blieb unter 10%.

Der eindeutig geringste Einfluss wurde dem wirtschaftlichen Profit zugesprochen. Dazu entschieden 22% der IUZ-Teilnehmer, dass sich ihre IUZ-Erfahrungen in hohem oder deutlichem Maße positiv niedergeschlagen haben, 23,3% sahen jedoch keine Auswirkungen.

Eine Betrachtung der Ergebnisse getrennt nach den zeitlich aufeinander folgenden Zyklen lässt unterschiedliche Trends erkennen. Die Verbesserung des Qualitätsniveaus in hohem oder deutlichem Maße geht von Zyklus zu Zyklus insgesamt leicht zurück, bleibt jedoch über 65%. Die Auswirkungen auf das Praxiskonzept, das Patientenklientel und vor allem auf das betriebswirtschaftliche Ergebnis werden ebenfalls von Zyklus zu Zyklus schwächer eingeschätzt. Der Effekt der IUZ-Erfahrungen für eine intensivere Mitarbeiterfortbildung zeigt im Verlaufe der Zyklen uneinheitliche Schwankungen, während die Auswirkungen des IUZ auf die Ausweitung des Leistungsspektrums von jeweils 48% Befragten im Bereich „hohes und deutliches Ausmaß" ähnlich gut eingeschätzt wird.

		Auswirkungen der IUZ-Teilnahme auf Verbesserung /Ausweitung					
		Qualitätsniveau	Praxiskonzept	Leistungsspektrum	Mitarbeiterfortbildung	qualitätsorientiertes Patientenklientel	betriebswirt. Ergebnis
IUZ gesamt alle Teilnehmer N = 315	hohes Ausmaß	13,1%	7,5%	6,1%	5,5%	5,8%	1,6%
	deutliches Ausmaß	55,8%	41,2%	41,4%	36,9%	34,8%	20,4%
	geringes Ausmaß	28,5%	46,4%	45,6%	50,2%	49,7%	54,7%
	keine Auswirkungen	2,6%	4,9%	6,8%	7,4%	9,7%	23,3%
	davon o. Angabe N =	2	6	6	5	5	6
1. Zyklus alle Teilnehmer N = 96	hohes Ausmaß	23,4%	11,0%	11,7%	6,5%	7,4%	1,1%
	deutliches Ausmaß	45,7%	48,4%	38,3%	43,5%	39,4%	32,3%
	geringes Ausmaß	27,7%	36,3%	41,5%	43,5%	43,6%	47,3%
	keine Auswirkungen	3,2%	4,4%	8,5%	6,5%	9,6%	19,4%
	davon o. Angabe N =	2	5	2	4	2	3
2. Zyklus alle Teilnehmer N = 146	hohes Ausmaß	11,0%	6,2%	5,5%	3,4%	6,2%	1,4%
	deutliches Ausmaß	63,0%	47,9%	42,8%	36,3%	38,4%	19,2%
	geringes Ausmaß	24,0%	41,8%	44,1%	56,2%	47,3%	60,3%
	keine Auswirkungen	2,1%	4,1%	7,6%	4,1%	8,2%	19,2%
	davon o. Angabe N =	-	-	1	-	-	-
3. Zyklus alle Teilnehmer N = 141	hohes Ausmaß	12,8%	8,6%	7,2%	6,4%	6,5%	1,4%
	deutliches Ausmaß	53,9%	33,6%	41,3%	40,7%	33,8%	18,0%
	geringes Ausmaß	30,5%	51,4%	45,7%	46,4%	49,6%	56,8%
	keine Auswirkungen	2,8%	6,4%	5,8%	6,4%	10,1%	23,7%
	davon o. Angabe N =	-		3	1	2	2
4. Zyklus alle Teilnehmer N = 86	hohes Ausmaß	10,5%	7,0%	6,0%	3,5%	4,7%	-
	deutliches Ausmaß	55,8%	34,9%	42,9%	39,5%	30,2%	14,1%
	geringes Ausmaß	31,4%	47,7%	46,4%	51,2%	52,3%	62,4%
	keine Auswirkungen	2,3%	10,5%	4,8%	5,8%	12,8%	23,5%
	Davon o. Angabe N =	-	-	4	-	-	1

Tabelle 29 Auswirkungen der IUZ-Erfahrungen auf das Praxisumfeld

Umsetzung des Erlernten im Berufsalltag

In 10 von 13 Themengebieten konnten die IUZ-Teilnehmer das erlernte Wissen erfolgreich umsetzen. Dabei lag der Anteil der Teilnehmer, die keine Erkenntnisse für ihre Praxis nutzen konnten, auf sechs Gebieten deutlich unter 5%, bei den anderen bei maximal 15,8%.

Wie beim Ausbau der individuellen Kenntnisse und Fähigkeiten konnten die besten Transfererfolge bei der Füllungstherapie, der Endodontie, der Parodontologie, der restaurativen Zahnheilkunde/Prothetik, der Prävention und der Befunderhebung erzielt werden. Erkenntnisse zur Implantologie und Politik konnten von etwa 40% der Teilnehmer gar nicht umgesetzt werden und die Veranstaltungen zur Kieferorthopädie hatten die mit Abstand geringste praktische Relevanz.

Im Praxisumfeld hat sich der IUZ-Einfluss deutlich bemerkbar gemacht. Das Qualitätsniveau hat in 69% der Fälle von den IUZ-Erkenntnissen profitiert, aber auch das Praxiskonzept, das Leistungsspektrum, die Mitarbeiterfortbildung und der Ausbau des qualitätsorientierten Patientenklientels haben eindeutig (in 48,7%-40,6% der Fälle) profitiert.

Weniger deutlich wurde die Wirkung auf das betriebswirtschaftliche Ergebnis eingeschätzt. (zum ökonomischen Nutzen s. auch Kap.8.1.4.2)

8.1.4.4 Umsetzungshemmnisse

Bei der Untersuchung von Umsetzungshemmnissen beurteilten die Befragten wesentliche Parameter des Praxisgeschehens im Hinblick auf ihre Bedeutung für die Umsetzung von IUZ-Erkenntnissen. Sie konnten den Grad der empfundenen Umsetzungsbehinderung mit den Kriterien „erheblich", „deutlich", „wenig" und „nicht nennenswert" bewerten, wobei der Wert 1 für „erheblich", 2 für „deutlich", 3 für „wenig" und 4 für „nicht nennenswert" zugeordnet wird.

Die ermittelten Antworten zeigen, dass die befragten IUZ-Teilnehmer die angesprochenen Umsetzungshemmnisse als nicht allzu relevant empfinden. Die Durchschnittswerte schwanken zwischen 2,81 und 3,14. Die Streuung bewegt mit 0,7 bis 0,87 für alle Parameter ebenfalls in einem engen Korridor.

Trotz dieser durchweg sehr moderaten Einschätzung ergibt sich eine eindeutige Rangfolge der empfundenen Umsetzungsbarrieren, die sich gleichermaßen in allen Zyklen wiederfindet.

Als größtes Umsetzungshemmnis werden die Kosten gesehen, die bei der Umsetzung neuer Erkenntnisse für erforderliche Materialien, Instrumente, Geräte, weitergehende Fortbildung – ggf. für das ganze Team – oder Umstellungen in der Praxisorganisation anfallen.

Zu theoretische und praxisferne Fortbildungsinhalte kommen am wenigsten als Umsetzungshemmnisse infrage. Hier wie bei der Kostenfrage ist auch die Streuung der Antworten am geringsten.

Dazwischen rangieren „bestehende Praxisstrukturen", die Veränderungsprozesse nur mühsam ermöglichen, „fehlende fachlich und persönlich qualifizierte Personalressourcen" und ein „fehlendes qualitätsorientiertes Patientenpotential" als Umsetzungshemmnisse auf den Plätzen 2 bis 4.

Umsetzungs-hemmnisse	IUZ gesamt N=315			1. Zyklus N=96			2. Zyklus N=146			3. Zyklus N=141			4. Zyklus N=86		
	arith. Mittel	Stand. abw.	o.A. N =	arith. Mittel	Stand. abw.	o.A. N =	arith. Mittel	Stand. abw.	o.A. N =	arith. Mittel	Stand. abw.	o.A. N =	arith. Mittel	Stand. abw.	o.A. N =
hohe Umsetzungskosten	2,71	0,77	9	2,69	0,79	2	2,80	0,73	4	2,74	0,76	4	2,71	0,74	3
Umsetzung aufgrund bisheriger Praxisstrukturen zu mühsam	2,81	0,87	13	2,80	0,90	3	2,86	0,86	7	2,85	0,90	5	2,84	1,00	4
fehlende Qualifikation im Praxisteam	2,93	0,83	12	2,96	0,78	4	2,96	0,84	6	3,00	0,80	4	3,00	0,82	4
passendes, qualitätsorientiertes Patientenklientel fehlt	3,00	0,87	9	3,09	0,84	2	3,06	0,88	5	3,01	0,88	4	3,09	0,92	4
IUZ-Inhalte zu theoretisch und zu praxisfern	3,14	0,70	10	3,24	0,73	3	3,23	0,68	4	3,09	0,65	4	3,07	0,68	3

Tabelle 30 Hemmnisse für die Umsetzung der IUZ-Erkenntnisse

Umsetzungshemmnisse

Im Rahmen der Befragung konnten keine gravierenden Umsetzungshemmnisse ermittelt werden.

Die mit der Umsetzung von Erkenntnissen verbundenen Kosten wurden als größte Hürde empfunden. Ein unpassendes Patientenklientel, fehlende Qualifikationen im Praxisteam oder Umsetzungsschwierigkeiten aufgrund bestehender Praxisstrukturen stellten nur geringe Umsetzungshindernisse dar und die Praxisrelevanz der IUZ-Inhalte wurde kaum infrage gestellt.

8.1.5 Fortbildungsgewohnheiten und Fortbildungsperspektiven

Der hier untersuchte Initiativkreis Umfassende Zahnerhaltung hebt sich von anderen zahnärztlichen Fortbildungen vor allem durch eine sehr spezielle Veranstaltungsform ab. Zwar sind

- regelmäßige Abendveranstaltungen,
- über längere Zeiträume angelegte Fortbildungsmaßnahmen,
- Vorträge als dominierende Lehrmethode und
- eine große Themenvielfalt

im zahnärztlichen Fortbildungsspektrum keine Seltenheit. Die dargebotene Kombination der Merkmale mit dem Ziel einer umfassenden Behandlung möglichst aller fachlichen Themengebiete stellt jedoch eine Besonderheit dar.

Für die Planung künftiger Fortbildungen ist es deshalb interessant zu erfahren, welche anderen Fortbildungskonzepte von den IUZ-Teilnehmern sonst noch bevorzugt werden und welche Fortbildungsinhalte künftig für sie von Bedeutung sind.

Zunächst wurde gefragt, in welchem Maße – d.h. „regelmäßig", „selten" oder „nie" – sie Veranstaltungen unterschiedlicher Träger und Initiativen besucht werden. Dabei wurde unterschieden zwischen

dem *Zahnärztestammtisch,*

einem auf lokaler Ebene von den örtlich ansässigen Zahnärzten initiierten Gesprächskreis, in dem Themen rund um den Praxisalltag in regelmäßigen Treffen erörtert werden,

den *regionalen Initiativ- und Arbeitskreisen,*

in denen regelmäßige Treffen zu bestimmten aktuellen zahnärztlichen Themen stattfinden, wobei die Intention des gemeinsamen Handels, insbesondere in standespolitischen Angelegenheiten, eine besondere Rolle spielt,

den *Studiengruppen,*

in denen sich Zahnärzte regelmäßig in kleineren Gruppen treffen, um durch gemeinsames theoretisches und praktisches Arbeiten ihre Kenntnisse und Fähigkeiten in einem speziellen Themengebiet wie der Anfertigung von Goldrestaurationen, der ästhetischen Zahnheilkunde oder der Parodontologie auszubauen,

den *Qualitätszirkeln,*

in denen sich die Teilnehmer über einen bestimmten Zeitraum hinweg treffen, um durch die gemeinsame theoretische und praktische Schulung ihrer zahnärztlichen Kenntnisse und Fähigkeiten systematisch auf eine Verbesserung ihrer Arbeits- und Dienstleistungsqualität hinzuarbeiten. Qualitätszirkel werden häufig durch einen Moderator geleitet (vgl. Micheelis/Walther/Szecsenyi 1998).

den *Zertifikatfortbildungen* für einen zahnärztlichen Interessenschwerpunkt, bei denen die Zahnärzte eine Fortbildungsreihe zu einem bestimmten Spezialgebiet wie der Implantologie oder der Parodontologie besuchen, die mit einer Prüfung und einem zertifizierten Abschluss endet,

der sonstigen *Fortbildung der Kammern* und

der sonstigen *Fortbildung anderer Träger,*

das sind die Kassenzahnärztlichen Vereinigungen (KZVen) mit KZV-spezifischen Themen, wissenschaftliche Gesellschaften, Berufsverbände, Hochschulen, Industrie, Dentalhandel und private Träger.

Die Erhebung zeigt, dass die Befragten vor allem Veranstaltungen besuchen, wie sie von speziellen Fortbildungseinrichtungen, Verbänden oder Herstellern für den zahnärztlichen und zahntechnischen Bedarf angebotenen werden. Die Kammern mit den ihnen angeschlossenen Fortbildungsinstituten spielen dabei eine besonders herausragende Rolle. 38,4% der Befragten nehmen regelmäßig an Fortbildungen der Kammern und 42,2% an Fortbildungen anderer Träger teil, mehr als 80% besuchen die Vorträge und praktischen Kurse dieser Anbieter regelmäßig oder selten.

Unter den auf zahnärztliche Eigeninitiative zurückgehenden Angeboten finden Zahnärztestammtische und regionale Initiativen und Arbeitskreise den größten Zuspruch. Sie werden von mehr als einem Drittel der Befragten regelmäßig und von 67,3% bzw. 60,3% zumindest gelegentlich besucht. Im Gegensatz zu den punktuell wählbaren Angeboten der Fremdanbieter, erfordert die Teilnahme an diesen Initiativen ein gewisses gesellschaftliches Engagement und vielleicht auch engere persönliche Kontakte. Diese Aspekte machen die Teilnahme für vorwiegend fachlich interessierte Zahnärzte möglicherweise weniger attraktiv.

In Studiengruppen und besonders zu Zertifikatfortbildungen treffen sich die Teilnehmer mehrmals im Jahr, oft für mehrere Tage. Sie erfordern von ihnen ein hohes zeitliches und fachpraktisches Engagement, das sich mit den jeweiligen Praxis- und Lebensgegebenheiten entsprechend schwerer vereinbaren lässt. So nehmen nur 21,3% bzw. 18,4% der befragten IUZ-Teilnehmer regelmäßig an Studiengruppen oder Zertifikatfortbildungen teil.

Den geringsten Zuspruch verzeichnen die Qualitätszirkel mit einem Anteil von 10,2% regelmäßigen bzw. 22,4% zumindest gelegentlichen Teilnehmern unter den Befragten. Das besondere Anliegen der Qualitätsverbesserung sehen die Zahnärzte möglicherweise auch durch die Teilnahme an anderen Fortbildungen als erreichbar an.

Nach Zyklen betrachtet zeigen sich unterschiedliche Entwicklungen. Während die Rangfolge der Veranstaltungskonzeptionen annähernd gleich bleibt, ist das Interesse an Qualitätszirkeln, Studiengruppen, Zahnärztestammtischen und der Fortbildung der Kammern und sonstiger Träger von Zyklus zu Zyklus gesunken.

Tendenziell steigenden Anklang finden dagegen die regionalen Initiativ- und Arbeitskreise und die Zertifikatfortbildungen für die Anerkennung eines zahnärztlichen Interessenschwerpunktes, deren Abschluss in Zukunft möglicherweise auch Wettbewerbsvorteile im Gesundheitssystem mit sich bringt.

Rückläufige Tendenzen bei der Teilnahmebereitschaft an den unterschiedlichen Fortbildungskonzepten sind vor allem im 4. Zyklus zu erkennen. Dabei ist zu bedenken, dass die Fortbildungskapazitäten dieser zum Zeitpunkt der Befragung noch aktiven IUZ-Teilnehmer allein durch die Teilnahme an dieser Maßnahme bereits zu einem großen Teil gebunden waren.

Veranstaltungskonzepte	Teilnahme an Fortbildungen mit unterschiedlichen Konzeptionen 1. regelmäßig– 2. regelmäßig oder selten Anteil aller Befragten														
	IUZ gesamt alle Teiln.N=315			Zyklus 1 alle Teiln. N= 96			Zyklus 2 alle Teiln. N= 146			Zyklus 3 alle Teiln. N= 141			Zyklus 4 alle Teiln. N= 86		
	1.	2.	o.A. N =	1.	2.	o.A. N =	1.	2.	o.A. N =	1.	2.	o.A. N =	1.	2.	o.A. N =
sonstige Fortbildung anderer Träger	42,2%	81,9%	38	40,6%	81,2%	12	43,2%	82,9%	16	42,6%	83,0%	13	37,2%	80,2%	9
sonstige Fortbildung der Kammern	38,4%	83,5%	31	39,6%	82,3%	10	38,4%	85,0%	12	37,6%	83,0%	12	29,1%	79,1%	8
Zahnärztestammtisch	38,4%	67,3%	39	41,7%	69,8%	14	39,0%	66,4%	17	36,9%	67,4%	15	36,0%	65,1%	9
regionaler Initiativkreis/ Arbeitskreis	34,6%	60,3%	48	38,5%	57,3%	18	34,2%	61,6%	23	35,5%	60,3%	17	37,2%	59,3%	11
Studiengruppe	21,3%	33,4%	71	22,9%	31,2%	25	21,9%	37,7%	30	21,3%	33,4%	26	15,1%	27,9%	17
Zertifikatfortbildung f. e. zahnärztl. Interessenschwerpunkt	18,4%	24,7%	80	17,7%	27,1%	32	21,2%	32,2%	31	22,7%	35,5%	26	19,8%	33,8%	16
Qualitätszirkel	10,2%	22,6%	85	12,5%	20,8%	32	11,6%	28,7%	35	9,9%	23,4%	30	8,1%	20,9%	19

Tabelle 31 Teilnahme an Fortbildungen mit unterschiedlichen Konzeptionen

Im Hinblick auf die Konzeption künftiger zahnärztlicher Fortbildung wurden die IUZ-Teilnehmer zu ihren vorrangigen Interessen für weitere Fortbildungen befragt. Danach besteht auch weiterhin ein großer Fortbildungsbedarf zur Festigung und zum Ausbau der eigenen Kenntnisse und Fähigkeiten wie auch zur Partizipation an aktuellen Entwicklungen in der Zahnmedizin. Diese Interessengebiete werden von fast drei Vierteln der Befragten genannt. Auch an Fortbildung in der Art des IUZ besteht künftig Interesse. Immerhin wünschen 57,1% der Befragten von Zeit zu Zeit eine vollständige oder teilweise Wiederholung des IUZ.

47,3% der befragten Zahnärzte, eine ebenfalls große Gruppe, möchte sich verstärkt durch praktische Übungen zum Training der Fertigkeiten fortbilden und für 39,4% sind Zertifikatfortbildungen denkbar. Das steigende Interesse an Zertifikatfortbildungen ist auch vor dem Hintergrund zu sehen, dass die Zahnärzte, abgesehen von den bisher schon gängigen Fachzahnarztqualifikationen künftig Tätigkeitsschwerpunkte für ihre Praxis ausweisen dürfen, durch die sie sich von anderen Zahnärzten abheben und die ihnen möglicherweise die Abrechnung spezieller Leistungen auf diesen Gebieten mit den Krankenkassen erlaubt. Die Berechtigung dazu ist jedoch von speziellen Fähigkeitsnachweisen abhängig, die u.a. durch die Teilnahme an Zertifikatfortbildungen erworben werden können.

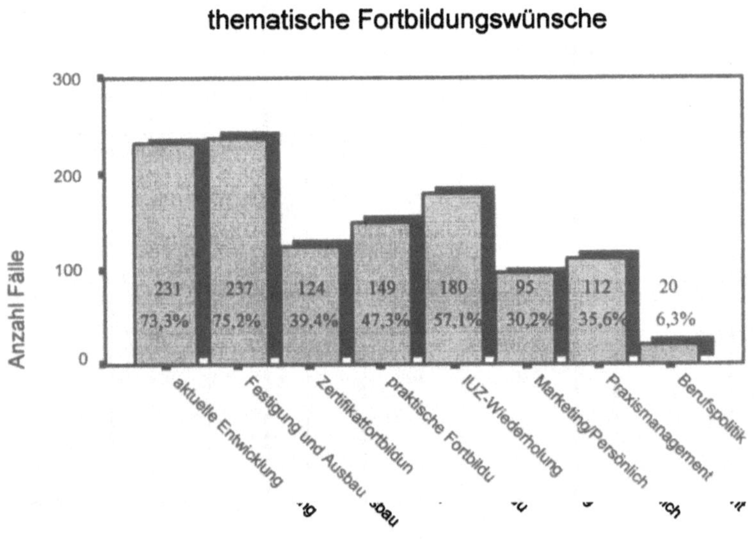

Abbildung 25 Thematische Fortbildungswünsche für künftige Fortbildung

Das Interesse an den nicht spezifisch zahnmedizinischen Themen Praxismanagement und Marketing/Persönlichkeitstraining ist mit 35,6% bzw. 30,2% etwas geringer, aber im Vergleich zum Interesse an berufspolitisch orientierter Fortbildung, das nur von 6,3% der Befragten bekundet wird, immer noch recht beachtlich.

Fortbildungsgewohnheiten

Die seit langem etablierten Fortbildungskurse, Vorträge, Kongresse u.ä., die die Zahnärztekammern und verschiedene andere Träger anbieten, werden von mehr als 80% der Zahnärzte in Anspruch genommen.

Mehr als 60% der Zahnärzte besuchen die ebenfalls traditionellen, regelmäßigen lokalen Stammtische und regionale Initiativ- und Arbeitskreise.

An intensiven fachpraktischen Studiengruppen und Zertifikatfortbildungen, die vielfach als mehrtägige Veranstaltungen stattfinden, nehmen etwa ein Drittel bzw. ein Viertel der Zahnärzte teil. Etwa jeder fünfte Untersuchungsteilnehmer ist zudem an speziellen Qualitätszirkeln beteiligt.

Fortbildungsperspektiven

Der zahnmedizinischen Fortbildung zur Sicherung eines aktuellen Fachwissens wird auch für die Zukunft der Vorrang eingeräumt (ca.75% der Nennungen).

Ebenfalls gefragt sind eine gelegentliche Wiederholung des IUZ (57,1%), praktische Fortbildungen (47,3%) und Fortbildungen mit möglicherweise wettbewerbsförderndem zertifiziertem Abschluss (39,4%).

Fortbildungen zu Management und Marketing werden je von etwa einem Drittel der Befragten gewünscht, Fortbildungen zu berufspolitischen Themen wollen letztlich nur 6,3% besuchen.

8.1.6 Zusammenfassung der Ergebnisse der Häufigkeitsauswertung

Zu den der Analyse vorangestellten Fragestellungen lassen sich folgende Kernaussagen treffen.

- Erreichen der Zielvorstellungen, die mit der Initiierung des IUZ verbunden wurden

  Das IUZ konnte den Teilnehmern einen aktuellen Überblick über die Palette der zahnärztlichen Fachgebiete geben. Mehr als 85% der Befragten sahen die Vermittlung eines umfassenden zahnärztlichen Konzepts ausdrücklich als gelungen an. Die hohe Bewertung des eigenen Erkenntnisgewinns durch die Teilnahme am IUZ für fast alle Themengebiete unterstreicht die Wirkung in der fachlichen Breite.

Das Ausmaß der Fortbildungsaktivitäten lag bei den befragten Zahnärzten bereits vor ihrer Teilnahme am IUZ auf einem sehr hohen Niveau. Dieses Niveau konnte von mehr als der Hälfte der Befragten gehalten werden. Insgesamt bauten die Zahnärzte ihr Engagement weiter aus, wobei die Auswahl der Themengebiete selektiver erfolgte.

Die Bewertungen der Teilnehmer hinsichtlich der Bedeutung ihrer transferierten IUZ-Erkenntnisse für die Verbesserung des Qualitätsniveaus in der Praxis, die weiter unten noch näher beleuchtet wird, verdeutlichen, dass zwei Drittel der Zahnärzte einem qualitätsorientierten Denken verbunden sind und die Teilnahme am IUZ als deutliche Unterstützung in ihrem qualitätsorientierten Handeln empfinden.

- Verwirklichung der individuellen Ziele und Erwartungen der Teilnehmer und der empfundene Fortbildungsnutzen

  Die Teilnehmer erhofften sich vor allem eine hohe praktische Relevanz der Veranstaltungsinhalte zur Optimierung ihrer täglichen Arbeit und die Herausforderung ihrer Lernbereitschaft durch neue Eindrücke und Erkenntnisse. Nach Einschätzung der Befragten konnte der IUZ diesen Vorstellungen zumeist entsprechen.

  Vor allem wurde das individuelle Fachwissen gefördert, so dass der IUZ den Teilnehmern den Anschluss an die aktuellen zahnmedizinischen Erkenntnisse ermöglichte. Der Auf- und Ausbau neuer Tätigkeitsgebiete wurde dem Empfinden nach weniger unterstützt, obwohl in der differenzierten Befragung nach den Auswirkungen auf die Kenntnisse und Fähigkeiten auf den verschiedenen medizinischen Fachgebieten für fast alle Bereiche gute Noten vergeben wurden.

  Für die persönliche Entwicklung der Zahnärzte zeigt sich, dass der IUZ die persönliche Lernbereitschaft stärker herausfordern konnte als zunächst erwartet und dass dem Wunsch nach größerer Arbeitszufriedenheit entsprochen werden konnte.

  Der ökonomische Nutzen spielte bei der Gewichtung der Teilnehmermotive eine nachrangige Rolle. Das ändert sich auch nach der Teilnahme am IUZ kaum. Trotzdem ergeben sich Anhaltspunkte, die vermuten lassen, dass IUZ-Teilnehmer eine positivere ökonomische Entwicklung verzeichnen können als andere Zahnärzte.

  Soziale Effekte zur Imageverbesserung spielten bei den Ausgangserwartungen wie auch bei den Nutzeneinschätzungen ebenfalls eine nachrangige Rolle.

- Aus dem IUZ resultierende Transfererfolge
  Sie zeigten sich darin, dass erworbenes Wissen in 10 von 13 Themengebieten von mehr als 85% der Zahnärzte sofort oder später in die Praxis umgesetzt werden konnte und bei fast der Hälfte der Praxen in hohem oder deutlichem Ausmaß den Ausbau des Leistungsspektrums und die Verbesserung des Praxiskonzepts gefördert hat.
  Das Qualitätsniveau in den Praxen wurde durch die Erkenntnisse aus dem IUZ besonders gefördert. Hier sahen mehr als zwei Drittel der Befragten einen deutlichen Wirkungszusammenhang, der in fast 40% der Fälle auch für den Auf- und Ausbau eines qualitätsorientierten Patientenklientels angenommen wurde. Eine ähnliche Wirkung wurde für eine Intensivierung der Mitarbeiterfortbildungen festgestellt.
  Die Umsatzhemmnisse wurden als gering eingeschätzt.

Insgesamt erweist sich der IUZ damit als erfolgreiches Fortbildungskonzept. Den nachhaltigsten Eindruck hat er bei den Teilnehmern des ersten Zyklus hinterlassen, die aufgrund eines besonders intensiven Engagements der Initiatoren vermutlich auch emotional einen besonderen Zugang zum IUZ hatten. In der Folgezeit konnten die positiven Effekte weiter wirken und für manchen Zahnarzt ist der IUZ zur kontinuierlichen Fortbildungsquelle geworden. Viele nehmen immer wieder teil, um aus dem immer wieder aktualisierten Angebot neue Impulse für ihre Arbeit zu gewinnen.

8.2 Untersuchung der Wirkungshypothesen

8.2.1 Prüfung der Hypothesen zum Verhalten der Teilnehmer nach unterschiedlichen Teilnehmer-Typisierungen

Hypothese 1 (Teilnehmerstruktur)

Die Größe der Teilnehmer-Gruppen am IUZ sinkt mit dem vorschreitenden Alter und Berufsleben.

Es wird angenommen, dass die Zahnärzte im Laufe Ihrer Berufszugehörigkeit verschiedene Phasen durchlaufen, in denen ihre Bedürfnisse, ihre Einstellung und ihr Verhalten in beruflicher Hinsicht unterschiedlich sind. Diese Annahme gründet sich zum einen auf dem Wissen über den Einfluss von Berufs- und Lebenserfahrungen auf die kognitiven Strukturen der Menschen und zum anderen auf der Tatsache, dass sich die beruflichen Rahmenbedingungen im Verlauf einer selbständigen Existenz verändern. Zur Überprüfung der Hypothese werden die Teilnehmer nach dem Zeitpunkt ihrer Niederlassung sowie nach der Dauer ihrer Berufszugehörigkeit in Gruppen aufgeteilt. Dazu wurde zunächst der Zeitraum zwischen dem Beginn ihrer ersten IUZ-Teilnahme und dem Abschluss ihres Studiums mit der Approbation bzw. ihrer Niederlassung ermittelt.

Unter dem Aspekt der Dauer ihrer beruflichen Tätigkeit werden die Zahnärzte in vier Gruppen aufgeteilt, in denen ungefähr gleich lange Berufszeiträume berücksichtigt sind.

- Zahnärzte, die beim IUZ-Start bis zu acht Jahre approbiert waren.
  Die ersten acht Berufsjahre sind durch die berufliche Orientierung, die Ergänzung des an der Universität vermittelten Wissens und die Gründung der eigenen Existenz geprägt. Sie beinhalten eine mindestens zweijährige Ausbildungsassistenz, eventuell weitere Assistenzjahre und meist die Niederlassung in einer eigenen Praxis.
- Zahnärzte, die beim IUZ-Start 9 bis 17 Jahre approbiert waren.
  In dieser Zeit findet die berufliche Festigung statt, das Behandlungskonzept wird abgerundet, immer wieder müssen Kenntnisse und Fähigkeiten für die durch Weiterentwicklung auftretenden neuen oder erweiterten fachlichen Anforderungen erarbeitet werden, bestehende Tätigkeitsgebiete werden ausgebaut, neue können hinzukommen.
- Zahnärzte, die beim IUZ-Start 18-26 Jahre approbiert waren.
  Für die Zahnärzte sinkt die Notwendigkeit einer zukunftsorientierten beruflichen Weiterentwicklung zur Sicherung der wirtschaftlichen Existenz. Die Gründungsfinanzierung ist in aller Regel abbezahlt. Spätestens jetzt vergrößert sich der Spielraum für außerberufliche Interessen.
- Zahnärzte, die beim IUZ-Start mehr als 26 Jahre approbiert waren.
  Sie streben dem Ende ihres Berufslebens zu. Das Ausmaß ihres beruflichen Engagements hängt jetzt ganz besonders von ihrer persönlichen Berufsauffassung ab, die sich über die Jahre ausgebildet hat.

Die Aufteilung der IUZ-Teilnehmer auf diese Gruppen zeigt eine rückläufige Gruppenstärke mit zunehmender Berufszugehörigkeit. 41,6% aller Befragten waren maximal 8 Jahre approbiert, 33,0% 9 bis 17 Jahre, 17,8% 17 bis 26 Jahre und 3,8% waren länger als 26 Jahre approbiert.

Mit der Niederlassung, dem in dieser Berufsgruppe üblichen Schritt in die Selbständigkeit, ist für den Zahnarzt eine besondere fachliche und unternehmerische Eigenverantwortung verbunden, die sein berufliches Streben und damit auch sein Fortbildungsverhalten beeinflusst. Deshalb wird für die weitere Untersuchung eine Typisierung vorgenommen, die sich am Niederlassungszeitraum orientiert.

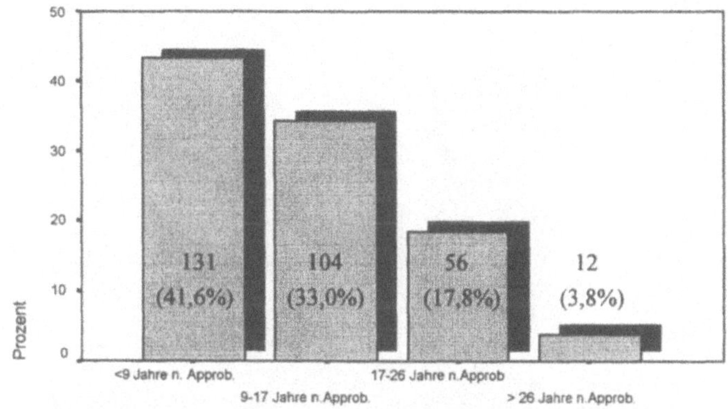

Teilnehmer nach Approbationszeitraum bei IUZ-Start

Für 12 Befragte konnte der Approbationszeitraum nicht ermittelt werden.

Abbildung 26 Aufteilung der IUZ-Teilnehmer nach Approbationszeitraum

Es werden drei Typen angenommen, der Newcomer, der Innovative und der Etablierte, deren Eigenschaften und erwartete Verhaltensweisen in Kapitel 7.2 vorgestellt wurden. Bei dieser Dreiteilung wird den etablierten Zahnärzten ein besonders langer Berufszeitraum zugeordnet. Zum einen, weil das etablierte Berufsleben an einem festen Praxisstandort und mit einem gewachsenen Praxisklientel meist für einen besonders langen Berufsabschnitt bestimmend ist. Zum anderen haben sich die Zulassungszahlen in den letzten Jahrzehnten stetig nach oben entwickelt, so dass der Anteil älterer Zahnärzte relativ geringer wird.

Auf eine weitere Differenzierung der Untersuchungsgruppe „Etablierte" wurde auch deshalb verzichtet, weil eine zu schmale Datenbasis für diese Untergruppen die Aussagekraft der Ergebnisse einschränken würde.

Unter den IUZ-Teilnehmern gehören 42,9% zur Gruppe der Newcomer, die noch gar nicht oder höchstens 4 Jahre niedergelassen sind. Die niedergelassenen Innovativen, die seit 5 bis 15 Jahren eine eigene Praxis führen, stellen einen Anteil von 36,5% und 13,7% gehören zu den Etablierten, die mehr als 15 Jahre selbständig und älter als 45 Jahre sind.

Die Zahl der behandelnd tätigen Zahnärzte in Deutschland ist mit zunehmendem Alter insgesamt rückläufig. So stellten Ende 2001 die aktiven Zahnärzte zwischen Ende 30 und Mitte 40 die stärkste Gruppe, ihre Zahl nimmt dann tendenziell von Jahr zu Jahr allmählich und ab Ende 50 rapide ab. (Statistik der Bundeszahnärztekammer) In dieser Strukturierung ist die Gruppe der Innovativen die größte.

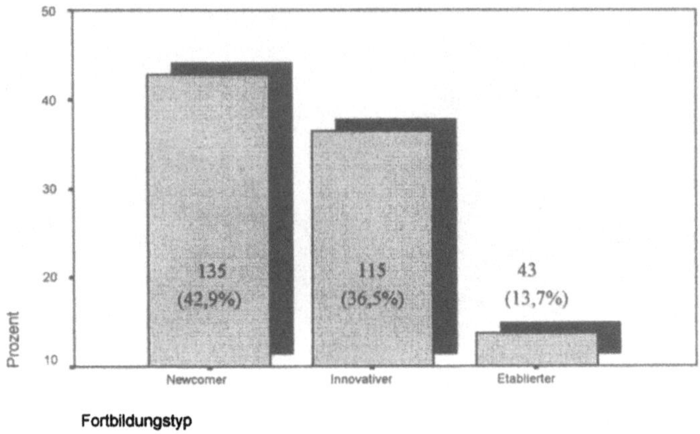

Für 22 Befragte konnte der Niederlassungszeitraum nicht ermittelt werden.

Abbildung 27 Aufteilung der IUZ-Teilnehmer nach Niederlassungszeiträumen

> *Fazit Hypothese 1*
> *Unter dem Aspekt ‚Dauer der Berufzugehörigkeit' bzw. ‚Dauer der Niederlassung' zum Beginn der IUZ-Teilnahme lässt sich zeigen, dass die Gruppengröße mit steigendem Alter sinkt.*
> *Die Hypothese 1 ist als richtig anzunehmen.*

Hypothese 2 (Vermittlung einer zahnärztlichen Gesamtkonzeption)

Newcomer und Innovative befinden in deutlich stärkerem Maße als Etablierte, dass ihnen durch den IUZ mit seinem aktuellen Überblick über die Palette der zahnärztlichen Fachgebiete eine umfassende Konzeption nahegebracht wurde.

Es wird vermutet, dass Newcomer und Innovative sich intensiver mit dem Aufbau und der Abrundung ihrer Behandlungs- und Praxiskonzeption beschäftigen und so situationsbedingt ein höheres Interesse und somit eine höhere Aufnahmebereitschaft für die Entwicklung einer umfassenden zahnärztlichen Konzeption haben als ihre älteren und etablierteren Kollegen, die sich beim IUZ-Start in einer späteren Berufsphase befanden.

Die Frage, ob ihnen durch die Themenauswahl des IUZ ein umfassendes zahnärztliches Konzept vermittelt werden konnte, wurde von 84,4% der Newcomer, 86,0% der Innovativen und von 90,2% der Etablierten mit „voll und ganz" oder „weitgehend" bewertet, wobei mehr als ein Drittel der Etablierten in der Kategorie „voll und ganz" die mit Abstand größte Gruppe stellt.

Vermittlung eines umfassenden Konzepts * Fortbildungstyp Kreuztabelle

			Fortbildungstyp			Gesamt
			Newcomer	Innovativer	Etablierter	
Vermittlung eines umfassenden Konzepts	voll und ganz	Anzahl	27	22	14	63
		% von Fortbildungstyp	21,1%	19,3%	34,1%	22,3%
	weitgehend	Anzahl	81	76	23	180
		% von Fortbildungstyp	63,3%	66,7%	56,1%	63,6%
	ansatzweise	Anzahl	20	15	3	38
		% von Fortbildungstyp	15,6%	13,2%	7,3%	13,4%
	gar nicht	Anzahl		1	1	2
		% von Fortbildungstyp		,9%	2,4%	,7%
Gesamt		Anzahl	128	114	41	283
		% von Fortbildungstyp	100,0%	100,0%	100,0%	100,0%

10 der nach Fortbildungstypen gruppierten Befragten machten keine Angaben.

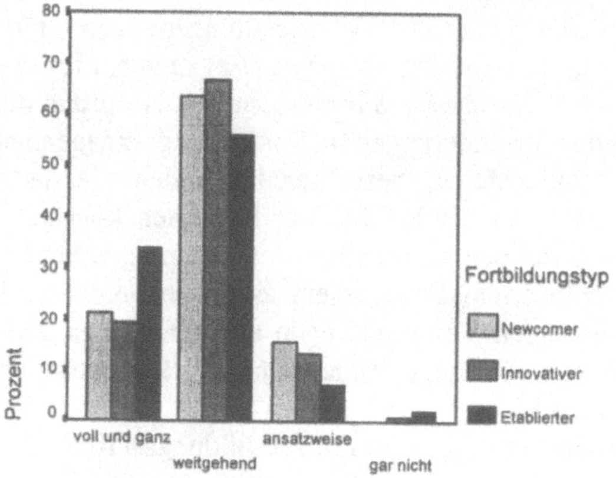

Abbildung 28 / Tabelle 32 Vermittlung eines umfassenden zahnärztlichen Konzepts

Fazit Hypothese 2

Die Absicht, den IUZ-Teilnehmern ein umfassendes zahnärztliches Konzept zu vermitteln wird von mehr als 85% aller Zahnärzte als gelungen angesehen. Bei der Gruppe der Etablierten war der Eindruck einer vermittelten Gesamtkonzeption entgegen den Erwartungen jedoch am stärksten.

Die Hypothese 2 muss verworfen werden.

Hypothese 3 (Veränderungen des Fortbildungsverhaltens)

In der Gruppe der Newcomer steigt das Ausmaß der Fortbildungsaktivitäten nach dem IUZ, das Spektrum der Fortbildungsthemen nimmt zu. In der Gruppe der Innovativen stagniert das Ausmaß der Fortbildungsaktivitäten, das Spektrum der Themen ändert sich. In der Gruppe der Etablierten bleibt das Ausmaß der Fortbildungsaktivitäten höchstens konstant, das Themenspektrum bleibt unverändert.

Es wird davon ausgegangen, dass eine im Laufe des Berufslebens sinkende Einsicht in die Bedeutung von Weiterentwicklung und Fortbildung für die Sicherung der berufsfachlichen und unternehmerischen Existenz trotz der Impulse durch den IUZ für das Fortbildungsverhalten bestimmend bleibt.

Das Ausmaß des Fortbildungsengagements wurde, eingeteilt in die Kategorien „<= 3 Veranstaltungsbesuche“, „4 bis 6 Veranstaltungsbesuche“, „7 bis 9 Veranstaltungsbesuche“ und „> 9 Veranstaltungsbesuche“ für die Zeit vor und nach dem IUZ erfasst. Außerdem wurde das Engagement für informelle und fachlich qualifizierende Maßnahmen getrennt erhoben. Aufgrund dieser Angaben lassen sich quantitative Veränderungen im Fortbildungsengagement ermitteln.

Danach blieb die Zahl der besuchten Fortbildungsveranstaltungen nach der IUZ-Teilnahme bei etwa der Hälfte aller Befragten konstant. Das gilt für alle Fortbildungstypen. Bei den informellen Veranstaltungen liegt der Anteil der Befragten mit unverändertem Engagement zwischen 55,1% und 59,3%, bei den fachlich qualifizierenden Veranstaltungen etwas niedriger zwischen 49,0% und 52,7%. Ausmaß und Richtung festgestellter Veränderungen zeigten allerdings deutliche Unterschiede.

Bei den Innovativen stagnieren die Fortbildungsaktivitäten vor allem bei der Teilnahme an informellen Veranstaltungen (59,3%). Die Zahl der fachlich qualifizierenden Fortbildungen bleibt in dieser Gruppe bei immerhin 49,0% der Befragten unverändert. Der Anteil der Zahnärzte mit zu- und abnehmenden Fortbildungsaktivitäten ist für den informellen wie den fachlich qualifizierenden Bereich völlig ausgeglichen.

Für die Gruppe der Newcomer zeigt die Auswertung, dass der Anteil der Zahnärzte mit steigendem Fortbildungsengagement doppelt so groß ist wie der Anteil mit sinkendem Interesse. Für die fachlich qualifizierenden Veranstaltungen fällt der Unterschied mit 14,0% zu 33,4% noch deutlicher aus.

Die entgegengesetzte Entwicklung nahm das Fortbildungsengagement der Etablierten. Während 14,3% ihre Aktivitäten bei informellen Fortbildungen ausbauten, zogen sich doppelt so viele Zahnärzte zurück. Bei den fachlich qualifizierenden Veranstaltungen verstärkten 17,6% ihr Engagement, 32,3% zeigten ein sinkendes Interesse, wobei das Ausmaß des Engagements vor der IUZ-Teilnahme nicht nennenswert höher lag als in den anderen Gruppen.

Differenz inform. Veranstaltungen * Fortbildungstyp Kreuztabelle

			Fortbildungstyp			
			Newcomer	Innovativer	Etablierter	Gesamt
Differenz inform. Veranstal-tungen	minus zwei Klassen	Anzahl	3	2	1	6
		% von Fortbildungstyp	2,4%	1,9%	2,9%	2,2%
	minus eine Klasse	Anzahl	16	20	9	45
		% von Fortbildungstyp	12,6%	18,5%	25,7%	16,7%
	unverändert	Anzahl	70	64	20	154
		% von Fortbildungstyp	55,1%	59,3%	57,1%	57,0%
	plus eine Klasse	Anzahl	23	13	5	41
		% von Fortbildungstyp	18,1%	12,0%	14,3%	15,2%
	plus zwei Klassen	Anzahl	12	9		21
		% von Fortbildungstyp	9,4%	8,3%		7,8%
	plus drei Klassen	Anzahl	3			3
		% von Fortbildungstyp	2,4%			1,1%
Gesamt		Anzahl	127	108	35	270
		% von Fortbildungstyp	100,0%	100,0%	100,0%	100,0%

Für 23 der nach Fortbildungstypen gruppierten Befragten konnten keine Angaben ausgewertet werden.

Tabelle 33 Veränderungen der besuchten informellen Veranstaltungen nach der IUZ-Teilnahme nach Fortbildungstypen

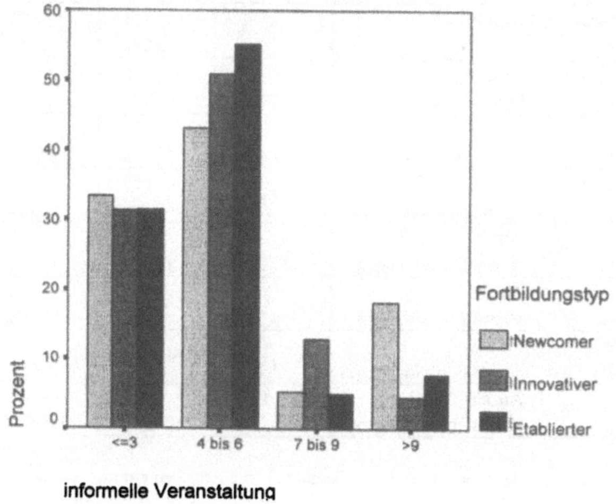

Abbildung 29 Zahl der besuchten informellen Veranstaltungen vor der IUZ-Teilnahme nach Fortbildungstypen

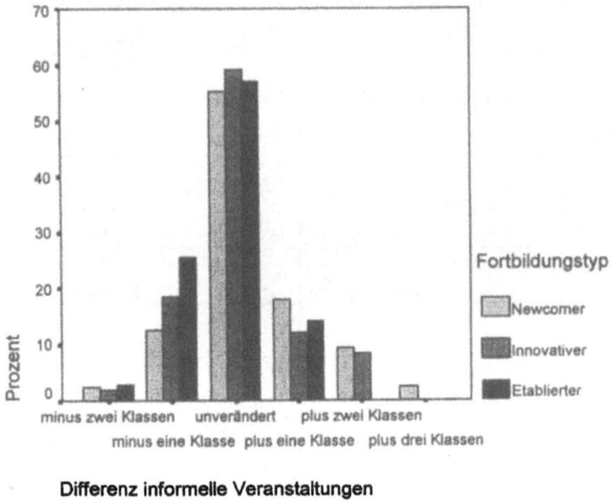

Abbildung 30 Veränderungen der besuchten informellen Veranstaltungen nach der IUZ-Teilnahme nach Fortbildungstypen

Differenz qualifizierende Veranstaltungen * Fortbildungstyp Kreuztabelle

			Fortbildungstyp			
			Newcomer	Innovativer	Etablierter	Gesamt
Differenz qualifizierende Veranstaltungen	minus drei Klassen	Anzahl	1	4	1	6
		% von Fortbildungstyp	,8%	3,9%	2,9%	2,3%
	minus zwei Klassen	Anzahl	2	4		6
		% von Fortbildungstyp	1,6%	3,9%		2,3%
	minus eine Klasse	Anzahl	15	18	10	43
		% von Fortbildungstyp	11,6%	17,6%	29,4%	16,2%
	unverändert	Anzahl	68	50	17	135
		% von Fortbildungstyp	52,7%	49,0%	50,0%	50,9%
	plus eine Klasse	Anzahl	26	16	5	47
		% von Fortbildungstyp	20,2%	15,7%	14,7%	17,7%
	plus zwei Klassen	Anzahl	11	10	1	22
		% von Fortbildungstyp	8,5%	9,8%	2,9%	8,3%
	plus drei Klassen	Anzahl	6			6
		% von Fortbildungstyp	4,7%			2,3%
Gesamt		Anzahl	129	102	34	265
		% von Fortbildungstyp	100,0%	100,0%	100,0%	100,0%

Für 28 der nach Fortbildungstypen gruppierten Befragten konnten keine Angaben ermittelt werden.

Tabelle 34 Veränderungen der besuchten fachlich qualifizierenden Veranstaltungen nach der IUZ-Teilnahme nach Fortbildungstypen

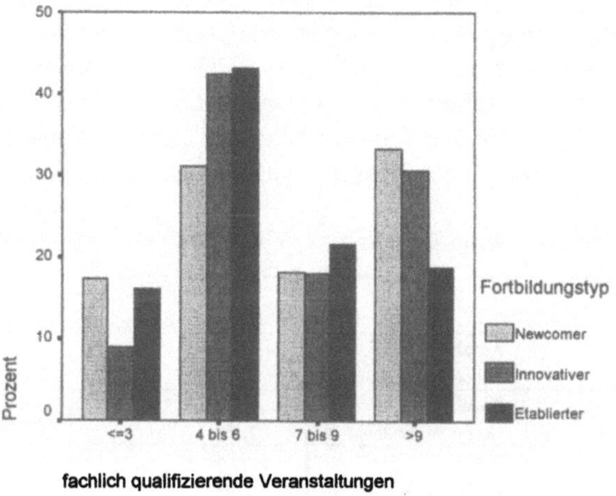

Abbildung 31 Zahl der besuchten fachlich qualifizierenden Veranstaltungen vor der IUZ-Teilnahme nach Fortbildungstypen

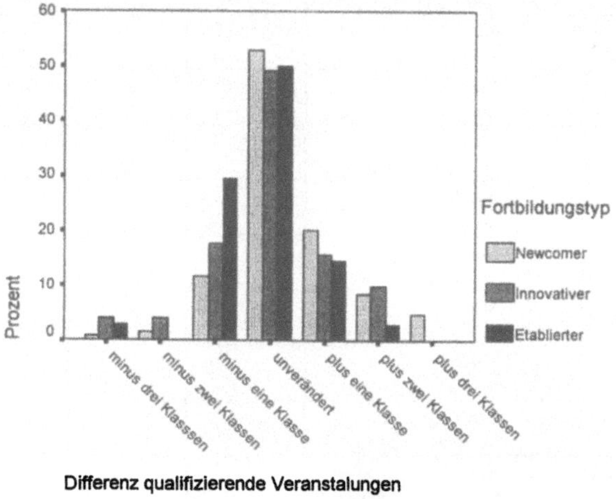

Abbildung 32 Veränderungen der besuchten fachlich qualifizierenden Veranstaltungen nach der IUZ-Teilnahme nach Fortbildungstypen

Die Analyse der Themenbreite zeigt, dass alle Gruppen das Themenspektrum ihrer Fortbildungsaktivitäten nach der IUZ-Teilnahme eher verringert als erweitert haben. In der Gruppe der Etablierten haben drei Viertel der Befragten die Zahl ihrer Fortbildungsgebiete verringert, ein Viertel hat das Themenspektrum ausgebaut. Bei den Innovativen beschränkten sich 63,6% auf eine kleinere Themenpalette, 36,4% verbreiterten ihr Engagement. Unter den Newcomern konzentrierten sich 51,7% auf eine kleinere Zahl von Themengebieten, 48,3% erweiterten die Thematik ihrer Fortbildungsaktivitäten nach der Teilnahme am IUZ.

Veränderte Anzahl der Themengebiete nach IUZ * Fortbildungstyp Kreuztabelle

			Fortbildungstyp			
			Newcomer	Innovativer	Etablierter	Gesamt
veränderte Anzahl der Themengebiete nach IUZ	-8	Anzahl		1		
		% von Fortbildungstyp		1,2%		
	-6	Anzahl	1			1
		% von Fortbildungstyp	1,1%			,5%
	-5	Anzahl	4	4	1	9
		% von Fortbildungstyp	4,2%	4,7%	3,2%	4,3%
	-4	Anzahl	7	5	1	13
		% von Fortbildungstyp	7,4%	5,9%	3,2%	6,2%
	-3	Anzahl	8	10	5	23
		% von Fortbildungstyp	8,4%	11,8%	16,1%	10,9%
	-2	Anzahl	9	14	9	32
		% von Fortbildungstyp	9,5%	16,5%	29,0%	15,2%
	-1	Anzahl	20	20	7	47
		% von Fortbildungstyp	21,1%	23,5%	22,6%	22,3%
	1	Anzahl	18	12	4	34
		% von Fortbildungstyp	18,9%	14,1%	12,9%	16,1%
	2	Anzahl	10	14	2	26
		% von Fortbildungstyp	10,5%	16,5%	6,5%	12,3%
	3	Anzahl	6	2	1	9
		% von Fortbildungstyp	6,3%	2,4%	3,2%	4,3%
	4	Anzahl	6	1	1	8
		% von Fortbildungstyp	6,3%	1,2%	3,2	3,8%
	5	Anzahl	3			3
		% von Fortbildungstyp	3,2%			1,4%
	6	Anzahl	1	1		2
		% von Fortbildungstyp	1,1%	1,2%		,9%
	7	Anzahl		1		1
		% von Fortbildungstyp		1,2%		,5%
	8	Anzahl	2			2
		% von Fortbildungstyp	2,1%			,9%
Gesamt		Anzahl	95	85	31	211
		% von Fortbildungstyp	100,0%	100,0%	100,0%	100,0%

Für 82 der nach Fortbildungstypen gruppierten Befragten konnten keine Angaben ausgewertet werden.

Tabelle 35 Veränderungen der Anzahl der Themengebiete nach der IUZ-Teilnahme nach Fortbildungstypen

Vor dem Besuch des IUZ zeigten die Innovativen das größte Themenspektrum (54,9% nannten 5 bis 8 Themengebiete, 5,3% mehr als 8 Themengebiete), gefolgt von den Newcomern (47,6% nannten 5 bis 8 Themengebiete, 7,6% mehr als 8 Themengebiete). Die Etablierten gaben die wenigsten Fortbildungsthemen an (41,5% bzw. 4,6%).

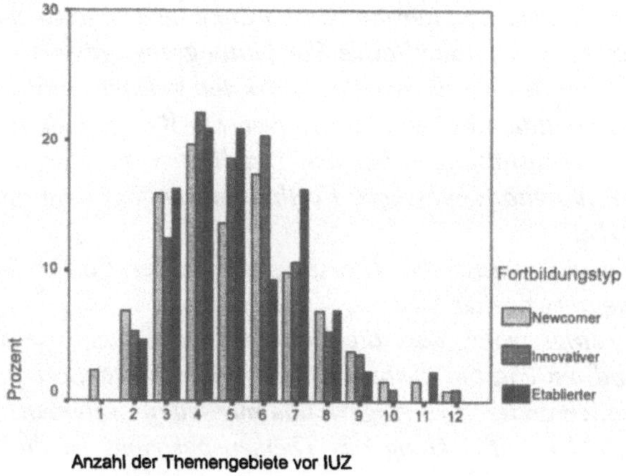

Abbildung 33 Zahl Themengebiete vor der IUZ-Teilnahme nach Fortbildungstypen

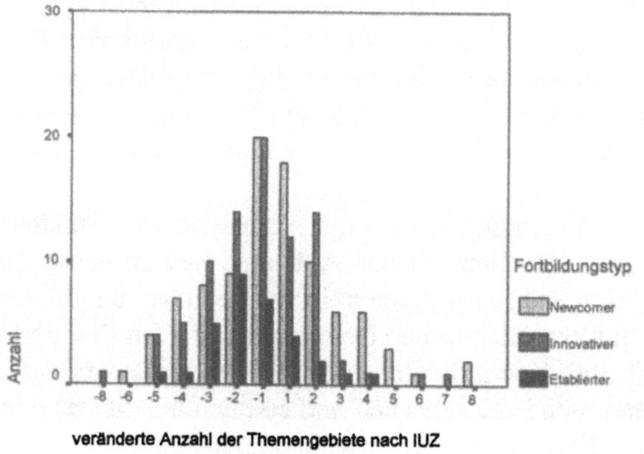

Abbildung 34 Veränderungen der Zahl der Themengebiete nach der IUZ-Teilnahme nach Fortbildungstypen

Zusammenfassend ist festzuhalten, dass die Häufigkeit der Fortbildungsaktivitäten bei sinkendem Themenspektrum mit der Dauer der Selbständigkeit rückläufig ist.

Fazit Hypothese 3
Der Hypothese 3 kann somit nur mit Einschränkungen zugestimmt werden.   *Es ist wahr, dass das quantitative Fortbildungsengagement nach der Teilnahme am IUZ bei den Newcomern am stärksten gewachsen ist, sich Zu- und Abnahme der Aktivitäten bei den Innovativen die Waage halten und die Zahl der besuchten Veranstaltungen bei den Etablierten am stärksten sinkt. Danach sinkt das quantitativ messbare Fortbildungsengagement mit den Jahren der Berufstätigkeit.*   *Es ist nicht wahr, dass das Themenspektrum der Fortbildung nach der IUZ-Teilnahme ausgeweitet wird.*   *Es ist allerdings wahr, dass die Newcomer das Spektrum am wenigsten verkleinern und am ehesten ausbauen, während die Etablierten ihr Themenspektrum vor allen anderen verringern und nur selten ausbauen.*   *Hinsichtlich der Entwicklung des Themenspektrums ist die Hypothese 3 demnach nur bedingt haltbar.*

Hypothese 4 (Auf- und Ausbau der Kenntnisse und Fähigkeiten)

Newcomer und Innovative konnten die Erkenntnisse aus dem IUZ deutlich stärker zum Auf- und Ausbau ihre Kenntnisse und Fähigkeiten nutzen als Etablierte, wobei Newcomer in mehr Themenbereichen Anregungen mitnehmen konnten als alle anderen. Etablierte nahmen eher die Chance wahr „den Anschluss zu halten“

Es wird davon ausgegangen, dass der Aufnahme von grundlegendem und ergänzendem Wissen vor allem für den Auf- und Ausbau neuer Tätigkeitsgebiete bei den Newcomern und Innovativen in ihrem Bemühen um die notwendige Weiterentwicklung auf besonders große Resonanz stößt. Den Etablierten gibt der IUZ die Möglichkeit, ihre Kenntnisse und Fähigkeiten umfassend auf allen Gebieten mit dem neuesten Stand abzugleichen und so auch bei zuletzt nicht mehr hinreichend gepflegtem Fachwissen den Anschluss zu halten.

Die Auswirkungen der IUZ-Inhalte auf die eigenen Kenntnisse und Fähigkeiten werden von den verschiedenen Fortbildungstypen sehr ähnlich eingeschätzt. Alle Gruppierungen gaben an, dass ihr Erkenntnisgewinn bei den Themen Endodontie, Parodontologie, Füllungstherapie, Prävention und restaurative Zahnheilkunde/Prothetik am größten war. Dabei liegen die Mittelwerte ihrer Benotung auf einer Skala von 1 bis 6 für diese Themen sehr eng bei einander, bei den Newcomern zwischen 2,16 und 2,33, bei den Innovativen zwischen 2,00 und 2,30 und bei den Etablierten zwischen 2,03 und 2,38.

Fortbildungstyp		AUS Politik	AUS Praxismanagement	AUS Befunderhebung	AUS Funktionstherapie	AUS Endodontie	AUS Füllungstherapie	AUS Chirurgie
Newcomer	Mittelwert	3,44	2,75	2,67	2,75	2,16	2,26	2,75
	N	103	110	106	111	108	107	104
	Standardabweichung	1,02	,90	,82	,92	,87	,79	,89
Innovativer	Mittelwert	3,62	2,96	2,64	2,49	2,00	2,30	2,80
	N	91	98	95	99	99	100	96
	Standardabweichung	1,09	,91	,84	,84	,78	,93	,96
Etablierter	Mittelwert	3,48	2,85	2,59	2,64	2,03	2,14	2,70
	N	31	33	32	36	40	37	33
	Standardabweichung	1,21	,87	,91	,93	,77	,82	,81
Insgesamt	Mittelwert	3,52	2,85	2,65	2,63	2,07	2,26	2,76
	N	225	241	233	246	247	244	233
	Standardabweichung	1,07	,90	,84	,89	,82	,85	,91

Fortbildungstyp		AUS Parodontologie	AUS Implantologie	AUS Restaurative ZHK/Prothetik	AUS Prävention	AUS KFO	AUS Kinder ZHK	AUS sonstige
Newcomer	Mittelwert	2,23	3,11	2,29	2,33	3,75	2,67	2,81
	N	112	99	106	109	83	106	102
	Standardabweichung	,81	1,05	,79	,86	1,11	1,06	,99
Innovativer	Mittelwert	2,18	2,88	2,23	2,28	3,78	2,82	3,14
	N	100	90	99	97	64	88	86
	Standardabweichung	,89	1,13	,83	,83	1,19	,99	1,01
Etablierter	Mittelwert	2,05	2,97	2,38	2,25	3,39	2,75	2,83
	N	38	30	37	36	23	28	29
	Standardabweichung	,80	1,30	,79	,84	1,03	1,00	,76
Insgesamt	Mittelwert	2,18	3,00	2,28	2,30	3,71	2,74	2,94
	N	250	219	242	242	170	222	217
	Standardabweichung	,84	1,12	,81	,84	1,13	1,02	,98

Tabelle 36 Auswirkungen der IUZ-Erkenntnisse auf den Ausbau der Kenntnisse und Fähigkeiten in den Themengebieten nach Fortbildungstypen

Unter den Aspekten „Verbesserung der beruflichen Leistungsfähigkeit“ und „Aus- und Aufbau neuer Tätigkeitsgebiete“ konnten die Newcomer durch den IUZ den größten Gewinn für ihre fachliche Entwicklung erzielen. Ihre Leistungsfähigkeit konnten sie in 68,9% der Fälle – gegenüber den Innovativen mit 64,4% und den Etablierten mit 57,1% – in hohem oder deutlichem Ausmaß verbessern.

Für neue oder ausgebaute Tätigkeitsgebiete sprachen sie dem IUZ in 68,4% der Fälle – Innovative in 63,2% der Fälle und Etablierte in 50,0% der Fälle – eine hohe oder deutliche Wirkung zu.

			Fortbildungstyp			Gesamt
			Newcomer	Innovativer	Etablierter	
Verbesserung der berufl. Leistungsfähigkeit	hohes Ausmaß	Anzahl	21	17	3	41
		% von Fortbildungstyp	15,6%	14,8%	7,1%	14,0%
	deutliches Ausmaß	Anzahl	72	57	21	150
		% von Fortbildungstyp	53,3%	49,6%	50,0%	51,4%
	geringes Ausmaß	Anzahl	37	37	15	89
		% von Fortbildungstyp	27,4%	32,2%	35,7%	30,5%
	ohne Auswirkungen	Anzahl	5	4	3	12
		% von Fortbildungstyp	3,7%	3,5%	7,1%	4,1%
Gesamt		Anzahl	135	115	42	292
		% von Fortbildungstyp	100,0%	100,0%	100,0%	100,0%

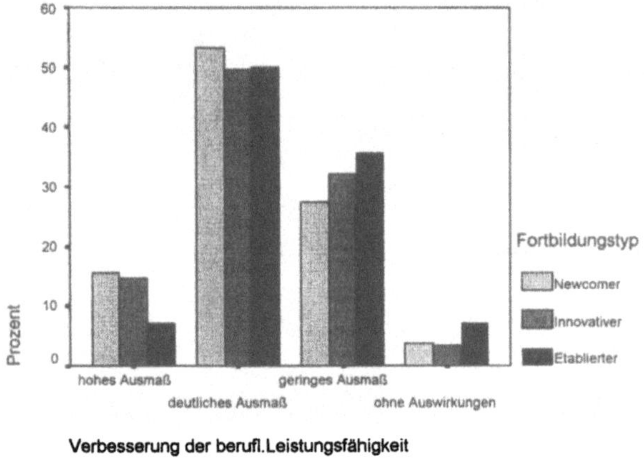

Abbildung 35 / Tabelle 37 Auswirkungen des IUZ auf die Verbesserung der beruflichen Leistungsfähigkeit nach Fortbildungstypen

			Fortbildungstyp			
			Newcomer	Innovativer	Etablierter	Gesamt
neue oder ausgebaute Tätigkeits- gebiete	hohes Ausmaß	Anzahl	22	18	2	42
		% von Fortbildungstyp	16,5%	15,8%	4,8%	14,5%
	deutliches Ausmaß	Anzahl	69	54	19	142
		% von Fortbildungstyp	51,9%	47,4%	45,2%	49,1%
	geringes Ausmaß	Anzahl	39	37	19	95
		% von Fortbildungstyp	29,3%	32,5%	45,2%	32,9%
	ohne Auswirkungen	Anzahl	3	5	2	10
		% von Fortbildungstyp	2,3%	4,4%	4,8%	3,5%
Gesamt		Anzahl	133	114	42	289
		% von Fortbildungstyp	100,0%	100,0%	100,0%	100,0%

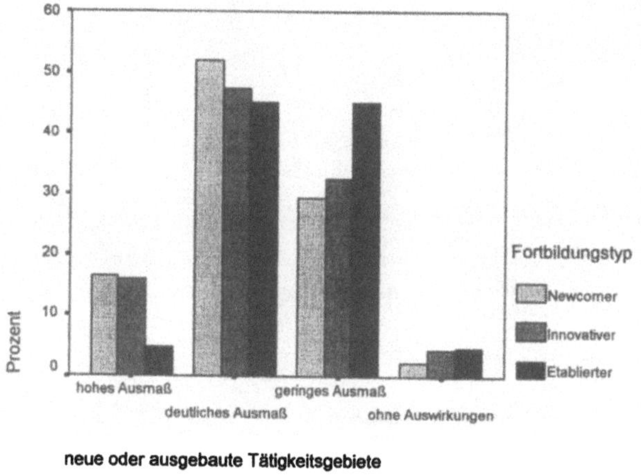

Abbildung 36 / Tabelle 38 *Auswirkungen des IUZ auf neue oder ausgebaute Tätigkeitsgebiete nach Fortbildungstypen*

In allen Gruppen empfanden mehr als 80% der Teilnehmer, dass der IUZ ihnen in starkem Maße die Möglichkeit bot „fachlich den Anschluss zu halten". Im Einzelnen schätzten 81,8% der Newcomer und 82,6% der Innovativen den Einfluss des IUZ in dieser Hinsicht hoch oder deutlich ein. Die Etablierten hoben sich von dieser Bewertung noch weiter ab und gaben in 88,4% der Fälle an, dass der IUZ in hohem oder deutlichem Ausmaß dazu beitragen konnte den fachlichen Anschluss zu halten.

			Fortbildungstyp			
			Newcomer	Innovativer	Etablierter	Gesamt
fachlich "den Anschluss halten"	hohes Ausmaß	Anzahl	36	26	12	74
		% von Fortbildungstyp	27,3%	22,6%	27,9%	25,5%
	deutliches Ausmaß	Anzahl	72	69	26	167
		% von Fortbildungstyp	54,5%	60,0%	60,5%	57,6%
	geringes Ausmaß	Anzahl	23	19	5	47
		% von Fortbildungstyp	17,4%	16,5%	11,6%	16,2%
	ohne Auswirkungen	Anzahl	1	1		2
		% von Fortbildungstyp	,8%	,9%		,7%
Gesamt		Anzahl	132	115	43	290
		% von Fortbildungstyp	100,0%	100,0%	100,0%	100,0%

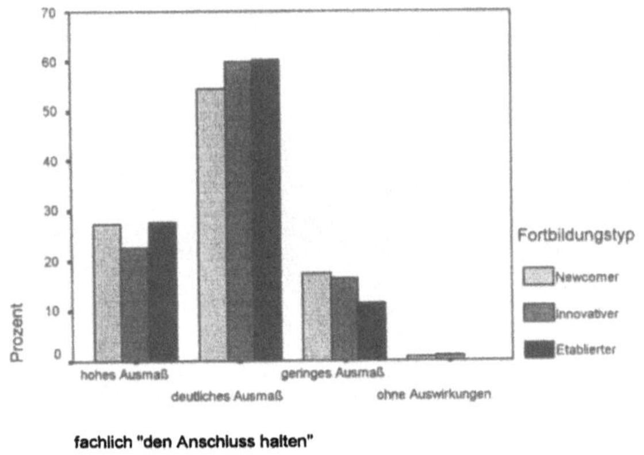

Abbildung 37 / Tabelle 39 *Auswirkungen des IUZ auf den fachlichen Anschluss nach Fortbildungstypen*

Fazit Hypothese 4

Somit ist wahr, dass Newcomer für ihre beruflich fachlichen Kenntnisse und Fähigkeiten stärker vom IUZ profitieren konnten als Innovative und Etablierte.

Es ist wahr, dass die Etablierten dem IUZ einen größeren Effekt für ihren Anschluss an das stetig fortschreitende fachliche Know-how zusprechen.

Es ist nicht wahr, dass die Newcomer und die Innovativen die IUZ-Erkenntnisse in den unterschiedlichen Tätigkeitsgebieten besser zum Aus- und Aufbau ihrer Fähigkeiten nutzen konnten. Hier geben alle Gruppen ähnliche Einschätzungen ab.

In dieser Hinsicht ist die Hypothese 4 nicht haltbar.

Hypothese 5 (Nutzen für die Persönlichkeitsentwicklung)

Den größten Nutzen für die Persönlichkeitsentwicklung konnte die Gruppe der Newcomer und die Gruppe der Innovativen davontragen, wobei die Innovativen vor allen anderen in Ihrer Lernbereitschaft herausgefordert wurden, während die Newcomer vor allen anderen ihre Persönlichkeit als Zahnarzt weiter entwickeln konnten.

			Fortbildungstyp			
			Newcomer	Innovativer	Etablierter	Gesamt
Persönlichkeit als ZA ausgebaut	hohes Ausmaß	Anzahl	12	7		19
		% von Fortbildungstyp	9,0%	6,1%		6,6%
	deutliches Ausmaß	Anzahl	47	37	10	94
		% von Fortbildungstyp	35,1%	32,5%	24,4%	32,5%
	geringes Ausmaß	Anzahl	55	46	21	122
		% von Fortbildungstyp	41,0%	40,4%	51,2%	42,2%
	ohne Auswirkungen	Anzahl	20	24	10	54
		% von Fortbildungstyp	14,9%	21,1%	24,4%	18,7%
Gesamt		Anzahl	134	114	41	289
		% von Fortbildungstyp	100,0%	100,0%	100,0%	100,0%

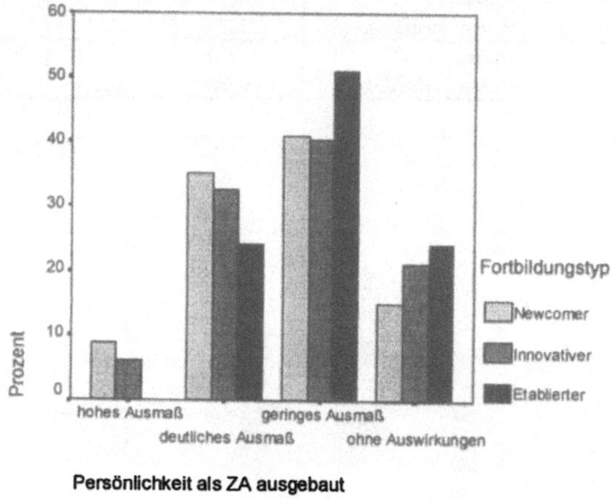

Abbildung 38 / Tabelle 40 Auswirkungen des IUZ auf den Ausbau der Persönlichkeit als Zahnarzt nach Fortbildungstypen

Ein Nutzen wird dann empfunden, wenn erwartete, positive Veränderungen bestimmter Aspekte während oder nach der Fortbildung eingetreten sind und der Teilnehmer diese Veränderungen dem Besuch der Maßnahme zurechnet.

Es wird davon ausgegangen, dass die Herausforderung der Lernbereitschaft bei den Innovativen, die beruflich sehr aktiv sind, aber die Phase intensiven Lernens seit dem Abschluss ihres Studiums lange hinter sich gelassen haben, besonders erwünscht ist und deshalb gern angenommen wird. Newcomer sind aufgrund ihrer kürzeren Berufserfahrung in ihrer beruflichen Position noch weniger gefestigt und können die Erkenntnisse des IUZ am besten zur Stärkung der Berufspersönlichkeit nutzen.

Die Auswertung ergibt, dass der IUZ den Ausbau der Persönlichkeit als Zahnarzt vor allem bei den Newcomern in 44,1% der Fälle, aber auch bei den Innovativen in 38,6% der Fälle in deutlichem oder hohem Ausmaß fördern konnte. Die Etablierten empfanden in 24,4% der Fälle eine deutliche Wirkung.

			Fortbildungstyp			
			Newcomer	Innovativer	Etablierter	Gesamt
Verbesserung der Arbeitszufriedenheit	hohes Ausmaß	Anzahl	24	26	3	53
		% von Fortbildungstyp	18,2%	22,8%	7,1%	18,4%
	deutliches Ausmaß	Anzahl	59	50	22	131
		% von Fortbildungstyp	44,7%	43,9%	52,4%	45,5%
	geringes Ausmaß	Anzahl	42	29	14	85
		% von Fortbildungstyp	31,8%	25,4%	33,3%	29,5%
	ohne Auswirkungen	Anzahl	7	9	3	19
		% von Fortbildungstyp	5,3%	7,9%	7,1%	6,6%
Gesamt		Anzahl	132	114	42	288
		% von Fortbildungstyp	100,0%	100,0%	100,0%	100,0%

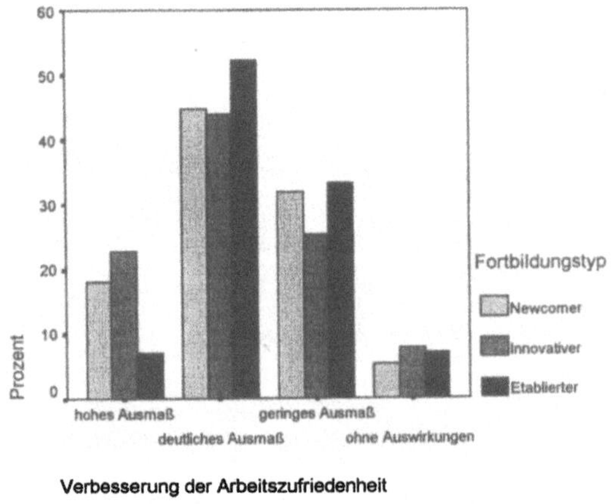

Abbildung 39 / Tabelle 41 *Auswirkungen des IUZ auf die Arbeitszufriedenheit nach Fortbildungstypen*

Die persönliche Arbeitszufriedenheit konnte durch die Teilnahme am IUZ bei 66,7% der Innovativen in hohem oder deutlichem Ausmaß gefördert werden, ebenso bei 62,9% der Newcomer und bei 59,5% der Etablierten.

Die Herausforderung der Lernbereitschaft als persönliche Eigenschaft wurde nach der IUZ-Teilnahme bei 66,9% der Innovativen und 67,7% der Newcomer als hoch oder deutlich eingeschätzt. Bei den Etablierten fiel die Wertung mit 76,2% allerdings am höchsten aus. Wenn die Zahnärzte dieser (Berufs-)Altersklasse sonst auch seltener unter den Fortbildungsteilnehmern zu finden sind, so sind die, die den IUZ besucht haben, in ihrer Lernmotivation jedenfalls besonders bestärkt worden.

			Fortbildungstyp			
			Newcomer	Innovativer	Etablierter	Gesamt
Lernbereitschaft neu herausgefordert	hohes Ausmaß	Anzahl	21	26	9	56
		% von Fortbildungstyp	15,8%	22,6%	21,4%	19,3%
	deutliches Ausmaß	Anzahl	69	51	23	143
		% von Fortbildungstyp	51,9%	44,3%	54,8%	49,3%
	geringes Ausmaß	Anzahl	32	34	7	73
		% von Fortbildungstyp	24,1%	29,6%	16,7%	25,2%
	ohne Auswirkungen	Anzahl	11	4	3	18
		% von Fortbildungstyp	8,3%	3,5%	7,1%	6,2%
Gesamt		Anzahl	133	115	42	290
		% von Fortbildungstyp	100,0%	100,0%	100,0%	100,0%

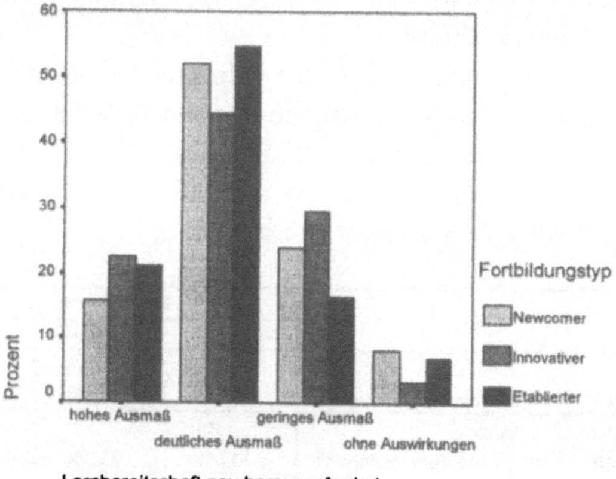

Abbildung 40 / Tabelle 42 Auswirkungen des IUZ auf die Lernbereitschaft nach Fortbildungstypen

Fazit Hypothese 5

Es ist wahr, dass die Persönlichkeitsentwicklung der Newcomer und der Innovativen durch das IUZ stärker gefördert werden konnte, da sie die Wirkung des IUZ auf die Entwicklung ihrer Persönlichkeit als Zahnarzt und auf ihre Arbeitszufriedenheit am höchsten bewerten.

Es ist auch wahr, dass die Newcomer ihre Persönlichkeit als Zahnarzt am besten ausbauen konnten.

Es ist dagegen nicht wahr, dass die Lernbereitschaft der Innovativen am stärksten motiviert werden konnte. Die Etablierten empfanden die Förderung dieser persönlichen Eigenschaft durch den IUZ am stärksten, so dass die Hypothese in dieser Hinsicht verworfen werden muss.

Hypothese 6 (Verbesserung des Ansehens)

Eine Verbesserung des zahnärztlichen Images erlebten vor allem die noch im beruflichen Aufbau befindlichen Newcomer und am wenigsten die etablierten Zahnärzte.

Die Bewertung des eigenen beruflichen Images ist sicher nicht nur von der im Laufe des Berufslebens stattfindenden beruflichen Selbstfindung abhängig. Es wird auch durch das Ausmaß der öffentlichen Wertschätzung und durch äußere z.B. politische oder wirtschaftliche Einflüsse auf eine mehr oder weniger erfolgreiche Berufsausübung bestimmt.

Es wird davon ausgegangen, dass die erfolgreiche berufliche Selbstfindung durch eine zunehmend gefestigte fachliche und persönliche Qualifikation für das Empfinden des eigenen Images die größte Rolle spielt, so dass eine positive Wirkung durch die mit dem IUZ verbundenen Qualifizierungsmöglichkeiten und –perspektiven vor allem für Newcomer spürbar ist.

			Fortbildungstyp			
			Newcomer	Innovativer	Etablierter	Gesamt
Verbesserung des persönlichen ZA-Image	hohes Ausmaß	Anzahl	9	5		14
		% von Fortbildungstyp	6,9%	4,4%		4,9%
	deutliches Ausmaß	Anzahl	45	29	13	87
		% von Fortbildungstyp	34,6%	25,4%	31,7%	30,5%
	geringes Ausmaß	Anzahl	53	61	17	131
		% von Fortbildungstyp	40,8%	53,5%	41,5%	46,0%
	ohne Auswirkungen	Anzahl	23	19	11	53
		% von Fortbildungstyp	17,7%	16,7%	26,8%	18,6%
Gesamt		Anzahl	130	114	41	285
		% von Fortbildungstyp	100,0%	100,0%	100,0%	100,0%

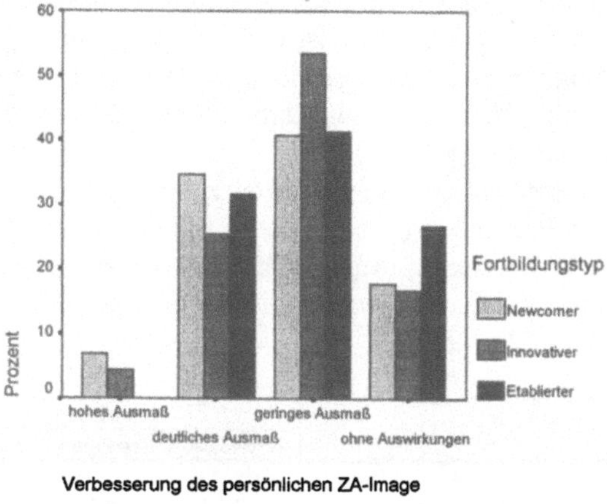

Abbildung 41 / Tabelle 43 Auswirkungen des IUZ auf die Verbesserung des zahnärztlichen Images nach Fortbildungstypen

Die Auswertung der Befragungsergebnisse unterstreicht diese Überlegung. 41,5% der Newcomer bewerten den Einfluss der Fortbildungsteilnahme als in hohem oder deutlichem Ausmaß positiv. Unter den Innovativen kommen 29,4% zu dieser Einschätzung und die Etablierten schätzen den Einfluss auf die Verbesserung des zahnärztlichen Images in 31,7% der Fälle als deutlich ein.

Fazit Hypothese 6

Es ist wahr, dass die Newcomer die Imageverbesserung durch die Erfahrungen aus dem IUZ am höchsten einschätzen und die Etablierten hierzu die zurückhaltendste Wertung abgeben.

Die Hypothese 6 wird als richtig bestätigt.

<u>*Hypothese 7 (Umsetzung der Erkenntnisse in den Alltag)*</u>

Die nachhaltige Umsetzung der Erkenntnisse in einem verbesserten Praxiskonzept, einem ausgeweiteten Leistungsspektrum und in der Intensivierung der Mitarbeiterfortbildung wird vor allem von der Gruppe der Innovativen bestätigt. Auch die Newcomer haben eindeutig Erkenntnisse umgesetzt und zwar Erkenntnisse aus mehr Themengebieten als alle anderen. Die Etablierten verzeichnen die geringsten Transfererfolge.

Es wird davon ausgegangen, dass die Konstituierungsphase in den Praxen der innovativen Zahnärzte abgeschlossen ist und grundlegende organisatorische, inhaltliche und personelle Strukturen geschaffen, aber noch nicht erstarrt sind, so dass Anregungen und Erkenntnisse zur Optimierung zielorientiert und wirkungsvoll umgesetzt werden können.

Eine Gegenüberstellung der Bewertungen zeigt, dass die Newcomer die Erkenntnisse aus dem IUZ in allen untersuchten Bereichen am intensivsten umsetzen konnten. Ihr Praxiskonzept profitierte in 54,8% der Fälle in hohem oder deutlichem Ausmaß, was bei den Innovativen in 53,7% der Fälle und bei den Etablierten in 41,5% der Fälle zutrifft.

			Fortbildungstyp			
			Newcomer	Innovativer	Etablierter	Gesamt
verbessertes Praxiskonzept	hohes Ausmaß	Anzahl	13	9		22
		% von Fortbildungstyp	9,6%	8,0%		7,6%
	deutliches Ausmaß	Anzahl	61	40	17	118
		% von Fortbildungstyp	45,2%	35,7%	41,5%	41,0%
	geringes Ausmaß	Anzahl	56	58	20	134
		% von Fortbildungstyp	41,5%	51,8%	48,8%	45,5%
	ohne Auswirkungen	Anzahl	5	5	4	14
		% von Fortbildungstyp	3,7%	4,5%	9,8%	4,9%
Gesamt		Anzahl	135	112	41	288
		% von Fortbildungstyp	100,0%	100,0%	100,0%	100,0%

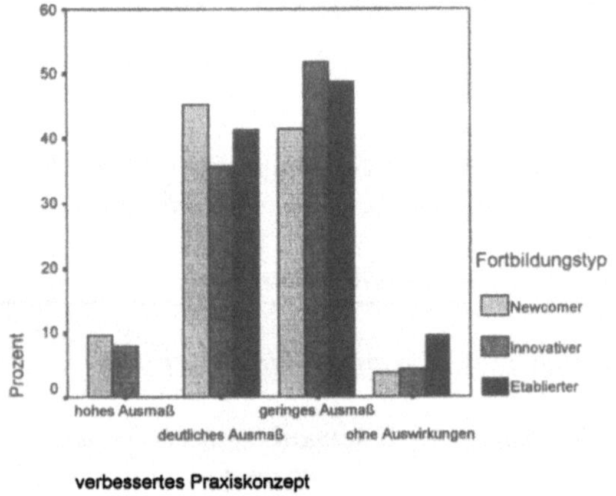

Abbildung 42 / Tabelle 44 Auswirkungen des IUZ auf ein verbessertes Praxiskonzept nach Fortbildungstypen

Die Ausweitung des Leistungsspektrums wurde bei 53,1% der Newcomer und bei 46,9% der Innovativen in hohem oder deutlichem Ausmaß durch die Teilnahme am IUZ gefördert. Ein Anteil von 34,9% der Etablierten gab einen deutlichen Einfluss an.

			Fortbildungstyp			
			Newcomer	Innovativer	Etablierter	Gesamt
ausgeweitetes Leistungsspektrum	hohes Ausmaß	Anzahl	10	8		18
		% von Fortbildungstyp	7,6%	7,1%		6,3%
	deutliches Ausmaß	Anzahl	60	45	15	120
		% von Fortbildungstyp	45,5%	39,8%	34,9%	41,7%
	geringes Ausmaß	Anzahl	53	55	21	129
		% von Fortbildungstyp	40,2%	48,7%	48,8%	44,8%
	ohne Auswirkungen	Anzahl	9	5	7	21
		% von Fortbildungstyp	6,8%	4,4%	16,3%	7,3%
Gesamt		Anzahl	132	113	43	288
		% von Fortbildungstyp	100,0%	100,0%	100,0%	100,0%

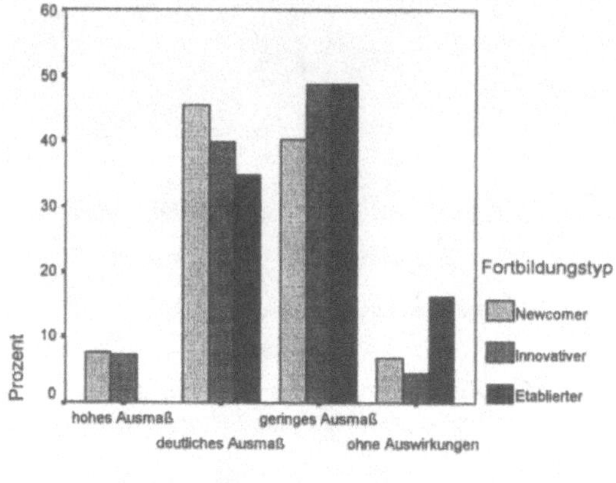

Abbildung 43 / Tabelle 45 *Auswirkungen des IUZ auf die Ausweitung des Leistungsspektrums nach Fortbildungstypen*

Auch hinsichtlich der verstärkten Mitarbeiteraus- und -fortbildung werteten 50,7% der Newcomer den IUZ-Einfluss als hoch oder deutlich, während diese Einschätzung nur von 35,4% der Innovativen und von 33,4% der Etablierten geteilt wurde.

			Fortbildungstyp			
			Newcomer	Innovativer	Etablierter	Gesamt
verstärkte Mitarbeiter-aus- und -fortbildung	hohes Ausmaß	Anzahl	9	7	1	17
		% von Fortbildungstyp	6,7%	6,2%	2,4%	5,9%
	deutliches Ausmaß	Anzahl	59	33	13	105
		% von Fortbildungstyp	44,0%	29,2%	31,0%	36,3%
	geringes Ausmaß	Anzahl	61	60	25	146
		% von Fortbildungstyp	45,5%	53,1%	59,5%	50,5%
	ohne Auswirkungen	Anzahl	5	13	3	21
		% von Fortbildungstyp	3,7%	11,5%	7,1%	7,3%
Gesamt		Anzahl	134	113	42	289
		% von Fortbildungstyp	100,0%	100,0%	100,0%	100,0%

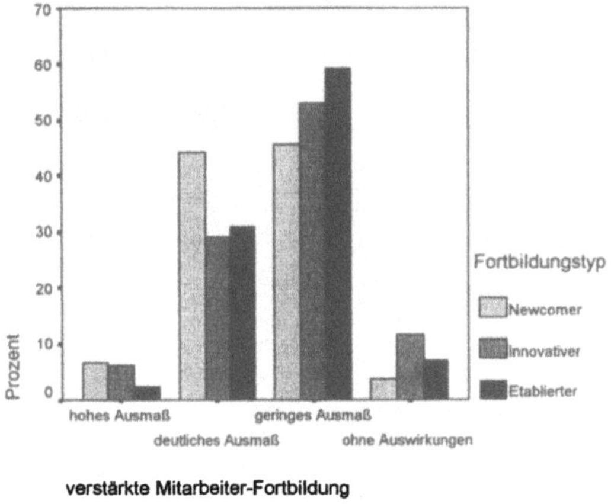

Abbildung 44 / Tabelle 46 *Auswirkungen des IUZ auf eine verstärkte Mitarbeiteraus- und -fortbildung nach Fortbildungstypen*

Es wird transparent, dass im Besonderen die Praxiskonzepte, aber auch das Leistungsspektrum und schließlich die Mitarbeiteraus- und –fortbildung fast aller angesprochenen Zahnärzte von der IUZ-Teilnahme profitieren konnten. Den größten Profit für den Praxisalltag empfanden jedoch entgegen der Annahme die Newcomer, die sich eher in der Phase der Praxisplanung und –konstituierung befinden. Diese Berufsphase erweist sich auch in der Breite der Themengebiete als besonders empfänglich für den Wissenstransfer. In neun der dreizehn Themengebiete konnten sie die neuen Erkenntnisse am schnellsten und intensivsten umsetzen. Die Innovativen konnten ihr Fortbildungswissen nur auf den Gebieten Befunderhebung und Funktionstherapie schneller und intensiver umsetzen und die Etablierten auf den Gebieten Chirurgie und Parodontologie.

	Umsetzung	Füllungs-therapie	Endodontie	restr. ZHK/ Prothetik	Parodon-tologie	Prävention	Befund
Newcomer	sofort	87,0%	73,0%	70,9%	65,1%	69,0%	61,5%
	nicht sofort	12,2%	23,8%	28,3%	32,5%	28,6%	32,8%
		99,2%	96,8%	99,2%	97,6%	97,6%	94,3%
Innovativer	sofort	80,7%	72,6%	65,8%	65,8%	62,6%	67,0%
	nicht sofort	16,7%	23,0%	33,3%	31,5%	35,5%	31,2%
		97,4%	95,6%	99,2%	97,3%	98,1%	98,2%
Etablierter	sofort	82,9%	66,7%	58,5%	78,0%	55,6%	62,9%
	nicht sofort	12,2%	28,6%	36,6%	22,0%	41,7%	25,7%
		95,1%	95,3%	95,1%	100,0%	97,3%	88,6%

	Umsetzung	Chirurgie	Funk-tions-therapie	Praxisma-nagement	Kinder-zahn-heilkunde	Implan-tologie	Politik	Kiefer-orthopä-die
	sofort	47,5%	45,2%	48,4%	48,4%	25,4%	18,5%	10,1%
Newcomer	nicht sofort	41,0%	45,2%	46,0%	41,0%	40,7%	49,6%	22,0%
		88,5%	90,4%	94,4%	89,4%	66,1%	68,1%	32,1%
	sofort	52,8%	53,6%	37,0%	47,5%	23,1%	23,2%	5,8%
Innovativer	nicht sofort	36,1%	38,4%	52,8%	34,3%	35,6%	28,3%	17,4%
		88,9%	92,0%	89,8%	81,8%	58,7%	51,5%	23,2%
	sofort	54,5%	48,7%	35,1%	43,8%	19,4%	17,6%	8,0%
Etablierter	nicht sofort	42,4%	43,6%	51,4%	28,1%	41,9%	35,3%	20,0%
		96,9%	92,3%	86,5%	71,9%	61,3%	52,9%	28,0%

Tabelle 47 Umsetzung der IUZ-Erkenntnisse nach Themengebieten und Anteil der jeweiligen Fortbildungstypen

Fazit Hypothese 7

Wahr ist, dass die Etablierten die geringsten Transfererfolge aus den IUZ-Erkenntnissen erzielen konnten, während die Newcomer auch in der Breite der Themengebiete die intensivste Nutzung des Fortbildungswissens angeben.

Es ist nicht wahr, dass vor allen anderen die Innovativen die IUZ-Erkenntnisse zur Optimierung der untersuchten Bereiche Praxiskonzeption, Leistungsspektrum und Mitarbeiteraus- und -fortbildung umsetzen konnten. Hier erweisen sich die Newcomer als aufnahme- und umsetzungsfreudiger.

Die Hypothese 7 muss in dieser Hinsicht verworfen werden.

Hypothese 8 (Hemmnisse bei der Umsetzung neuer Erkenntnisse)

Die Fortbildungsgruppe mit dem höchsten Transfererfolg bewertet die Umsetzungshemmnisse am geringsten. Die Gruppe mit dem niedrigsten Transfererfolg schätzt die Umsetzungshindernisse am höchsten ein. Hier erweisen sich die festgefahrenen Praxisstrukturen als besondere Hürde.

Es wird davon ausgegangen, dass die Zahnärzte, die die Aspekte ‚zu praxisferne Fortbildungsinhalte', ‚hohe Umsetzungskosten', ‚ein unpassendes Patientenklientel', ‚fehlende fachliche und persönliche Voraussetzungen bei den Mitarbeitern ' sowie ‚zu mühsame Umsetzungsprozesse' als Hindernisse für die Umsetzung ihrer Fortbildungserkenntnisse empfanden, auch entsprechend geringere Transfererfolge im Praxisalltag feststellen konnten. Das Ausmaß der jeweiligen Umsetzungsbehinderung konnte mit den Ausprägungen „erheblich", „deutlich", „wenig" und „nicht nennenswert" beurteilt werden. Zur besseren Übersicht werden die abgegebenen Bewertungen „erhebliches" oder „deutliches" Umsetzungshindernis für die verschiedenen Transferhemmnisse nach Fortbildungstypen getrennt in der unten stehenden Tabelle zusammengefasst.

Nach dieser Aufstellung empfanden die Innovativen die Transferhindernisse am intensivsten und gaben bei vier von fünf Items die höchste Bewertung ab. Die größten Probleme sahen die Innovativen bei den mit der Umsetzung neuer Erkenntnisse im Praxisalltag verbundenen Anstrengungen (46,0%).

Für die Etablierten stellte das passende Patientenklientel in jeder Hinsicht die größte Hürde dar. Während sie mit dem Praxisbezug der IUZ-Inhalte und mit fehlenden Mitarbeiterkompetenzen bzw. Praxisstrukturen von allen Befragten die geringsten Probleme hatten – 7,2% bzw. 21,4% der Etablierten empfanden diese als erhebliches oder deutliches Hindernis – fällt es 38,1% dieser Gruppe schwer, für die aus der eigenen fachlichen Weiterentwicklung resultierenden Behandlungsmöglichkeiten die richtige Abnehmergruppe in ihrem örtlich verhafteten Praxisumfeld zu finden.

Die Newcomer schätzten die möglichen Umsetzungshemmnisse am geringsten ein. Ihre Bewertung für die Behinderungen durch eine hohe Kostenbelastung, durch ein unpassendes Patientenklientel oder durch zu große Anstrengungen bei der Umsetzung ist am niedrigsten. Nur im Hinblick auf die durch den Transfer verursachten Kosten sahen mehr als 30% der Befragten erhebliche oder deutliche Beeinträchtigungen für den Wissenstransfer.

Die Untersuchungen zum Erkenntnistransfer (Hypothese7) haben gezeigt, dass die Newcomer die Erkenntnisse in allen Bereichen, sowohl für ihr Praxiskonzept, ihr Leistungsspektrum und ihre Mitarbeiteraus- und -fortbildung als auch in der Breite der Themengebiete am ehesten und intensivsten umsetzen konnten. Die Umsetzungserfolge der Etablierten hatten dagegen das geringste Ausmaß.

als Hindernis für die Umsetzung der IUZ-Erkenntnisse in den Alltag mit „erheblich" oder „deutlich" bewertet	Anteil der Newcomer	Anteil der Innovativen	Anteil der Etablierten
die Umsetzung verursacht zu hohe Kosten	31,3%	42,0%	33,4%
die mit der Umsetzung verbundenen Änderungen sind zu mühsam	28,9%	46,0%	35,7%
fehlende Voraussetzungen im Praxisteam und in der Praxisstruktur	24,2%	37,2%	21,4%
kein Patientenklientel, dass für qualitativ hochwertige Zahnmedizin aufgeschlossen und zu entsprechender Honorierung bereit ist	22,3%	30,1%	38,1%
IUZ-Inhalte zu theoretisch und praxisfern	13,7%	22,5%	7,2%

Tabelle 48 erhebliche oder deutliche Behinderungen bei der Umsetzung der IUZ-Erkenntnisse unter verschiedenen Gesichtspunkten und Anteil der jeweiligen Fortbildungstypen

Die Gegenüberstellung der Umsetzungserfolge und der Umsetzungshemmnisse der einzelnen Gruppen lässt darauf schließen, dass die geringeren Transfererfolge der etablierten Zahnärzte weniger auf unflexible Handlungsbedingungen in ihrem Praxisalltag zurückzuführen sind. Es gibt auch keine Anhaltspunkte dafür, dass ihr Erkenntnisgewinn aus dem IUZ geringer ist als der der Newcomer oder der Innovativen. Die Gründe für die zurückhaltendere Nutzung des Fortbildungswissens müssen woanders gesucht werden. Möglicherweise ist die Experimentierfreudigkeit der etablierten Zahnärzte geringer oder die Notwendigkeit zur Aktualisierung und Weiterentwicklung des alltäglichen beruflichen Handelns wird geringer eingeschätzt.

Fazit Hypothese 8

Es ist richtig, dass die Gruppe der Newcomer die größten Transfererfolge erzielen konnte und gleichzeitig die Umsetzungshindernisse am geringsten einschätzte.

Andererseits erzielten die Etablierten die geringsten Transfererfolge, obwohl sie die Umsetzungshindernisse weniger hoch einschätzten als die Innovativen. Die vermutete Verbindung zwischen Umsetzungserfolg und Umsetzungshemmnissen kann nicht bestätigt werden.

Die Hypothese 8 muss verworfen werden.

Hypothese 9 (ökonomischer Nutzen)

Die Fortbildungsgruppen mit dem höchsten bzw. niedrigsten Erkenntnistransfer haben auch den größten bzw. kleinsten ökonomischen Nutzen.

Bei der vorgenommenen Gruppierung der Fortbildungsteilnehmer wird davon ausgegangen, dass alle auf ihre Weise ökonomische Interessen verfolgen. Der Newcomer strebt nach dem Ausbau seiner noch sehr begrenzten finanziellen Spielräume, der Innovative sucht nach möglichst großer ökonomischer Effizienz und der Etablierte strebt nach ökonomischer Optimierung. Inwieweit diese Interessen durch die berufliche Fortbildung effektiv gefördert werden können, hängt vor allem vom Ausmaß des Erkenntnisgewinns und Erkenntnistransfers ab.

			Fortbildungstyp			
			Newcomer	Innovativer	Etablierter	Gesamt
Verbesserung der wirtschaftlichen Situation	hohes Ausmaß	Anzahl	8	6		14
		% von Fortbildungstyp	6,1%	5,2%		4,8%
	deutliches Ausmaß	Anzahl	36	17	8	61
		% von Fortbildungstyp	27,3%	14,8%	19,0%	21,1%
	geringes Ausmaß	Anzahl	69	68	20	157
		% von Fortbildungstyp	52,3%	59,1%	47,6%	54,3%
	ohne Auswirkungen	Anzahl	19	24	14	57
		% von Fortbildungstyp	14,4%	20,9%	33,3%	19,7%
Gesamt		Anzahl	132	115	42	289
		% von Fortbildungstyp	100,0%	100,0%	100,0%	100,0%

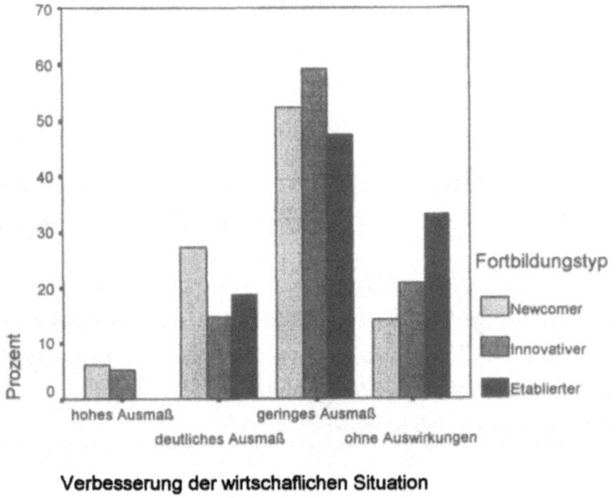

Abbildung 45 / Tabelle 49 *Auswirkungen des IUZ auf die Verbesserung der wirtschaftliche Situation nach Fortbildungstypen*

Andererseits wird davon ausgegangen, dass die Umsetzung neuer Erkenntnisse auch durch die Aussicht auf ökonomische Effizienzsteigerung vorangetrieben wird. Deshalb wird untersucht, ob transferstarke Zahnärzte nach der Teilnahme am IUZ auch den höchsten ökonomischen Nutzen feststellen konnten. Dazu stehen aus den erhobenen Daten Kennzahlen zur „Verbesserung der wirtschaftlichen Situation" und zur Entwicklung des „Umsatzanteils außervertraglicher Leistungen/Privatleistungen" im Zusammenhang mit der IUZ-Teilnahme zur Verfügung.

			Fortbildungstyp			
			Newcomer	Innovativer	Etablierter	Gesamt
Differenz Umsatzanteil	unverändert	Anzahl	55	54	23	132
		% von Fortbildungstyp	47,8%	51,9%	59,0%	51,2%
	plus eine Klasse	Anzahl	43	40	14	97
		% von Fortbildungstyp	37,4%	38,5%	35,9%	37,6%
	plus zwei Klassen	Anzahl	17	6	2	25
		% von Fortbildungstyp	14,8%	5,8%	5,1%	9,7%
	plus drei Klassen	Anzahl		4		4
		% von Fortbildungstyp		3,8%		1,6%
Gesamt		Anzahl	115	104	39	258
		% von Fortbildungstyp	100,0%	100,0%	100,0%	100,0%

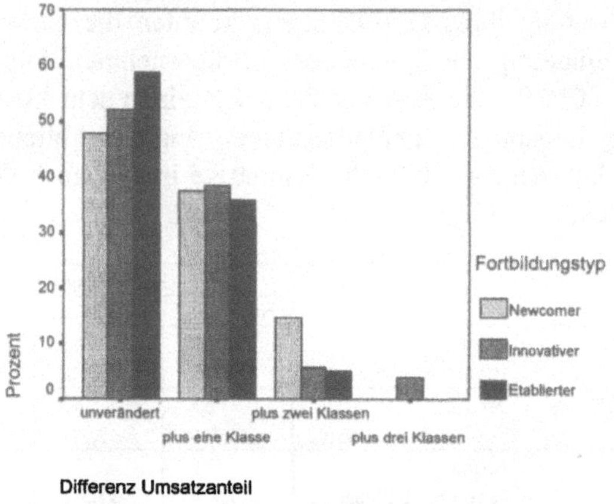

Abbildung 46 / Tabelle 50 *Auswirkungen des IUZ auf die Veränderungen des Umsatzanteils außervertraglicher Leistungen/ Privatleistungen nach Fortbildungstypen*

Wie die Gesamtauswertung von Wirkung und Nutzen des IUZ in Kapitel 8 bereits zeigen konnte, empfanden die IUZ-Teilnehmer die Wirkung des IUZ auf ihre wirtschaftliche Situation insgesamt als gering. Ihre Umsatzanteile an außervertraglichen Leistungen / Privatleistungen entwickelten sich jedoch vergleichsweise sehr positiv.

Nach Fortbildungstypen differenziert schätzt ein Drittel aller Newcomer, dass sich ihre ökonomische Situation insgesamt durch den Einfluss des IUZ in hohem oder deutlichem Ausmaß verbessert hat. In der Gruppe der Innovativen nahmen 20,0% der Zahnärzte eine entsprechende Zuordnung vor und die Etablierten gaben in 19,0% der Fälle eine deutliche Verbesserung der wirtschaftlichen Situation im Zusammenhang mit der IUZ-Teilnahme an.

Bei der Entwicklung des Umsatzanteils außervertraglicher Leistungen/ Privatleistungen am Umsatz als Kenngröße für die Leistungserbringung außerhalb der eingegrenzten Möglichkeiten der kassenzahnärztlichen Versorgung kann die Größe der Zuwächse erneut in der Reihenfolge Newcomer, Innovative und Etablierte zugeordnet werden. Newcomer konnten ihre Anteilsklasse nach dem Besuch vor allen anderen in 52,2% der Fälle und im größten Umfang verbessern. Unter den Innovativen schafften 48,1% der Zahnärzte den Sprung in eine höhere Kategorie und unter den Etablierten waren es 41,0%.

Die Einbeziehung der vorliegenden Ausgangdaten zeigt, dass die Etablierten beim Umsatzanteil außervertraglicher Leistungen/ Privatleistungen vor dem IUZ-Besuch das höchste Niveau vorgaben, gefolgt von den Newcomern. Durch die erfolgreiche Ausweitung ihres Umsatzanteils konnten die Newcomer in der Zeit nach dem IUZ eindeutig die Spitzenposition übernehmen. Die Innovativen, von denen mehr als 40% für die Zeit vor dem IUZ einen sehr kleinen Anteil an außervertraglichen Leistungen/ Privatleistungen angaben, blieben trotz positiver Veränderungen bei mehr als 48% der Zahnärzte immer noch deutlich hinter den Etablierten zurück.

			Fortbildungstyp			
			Newcomer	Innovativer	Etablierter	Gesamt
Anteil vor IUZ	< 10%	Anzahl	35	46	9	90
		% von Fortbildungstyp	29,9%	43,4%	23,1%	34,4%
	10-30%	Anzahl	53	45	18	116
		% von Fortbildungstyp	45,3%	42,5%	46,2%	44,3%
	31-50%	Anzahl	21	12	7	40
		% von Fortbildungstyp	17,9%	11,3%	17,9%	15,3%
	51-70%	Anzahl	4	3	3	10
		% von Fortbildungstyp	3,4%	2,8%	7,7%	3,8%
	> 70%	Anzahl	4		2	6
		% von Fortbildungstyp	3,4%		5,1%	2,3%
Gesamt		Anzahl	117	106	39	262
		% von Fortbildungstyp	100,0%	100,0%	100,0%	100,0%

Tabelle 51 Umsatzanteil außervertraglicher Leistungen/ Privatleistungen vor IUZ-Teilnahme nach Fortbildungstypen

			Fortbildungstyp			
			Newcomer	Innovativer	Etablierter	Gesamt
Anteil nach IUZ	< 10%	Anzahl	8	15	3	26
		% von Fortbildungstyp	6,7%	14,3%	7,5%	9,8%
	10-30%	Anzahl	49	51	18	118
		% von Fortbildungstyp	40,8%	48,6%	45,0%	44,5%
	31-50%	Anzahl	32	28	12	72
		% von Fortbildungstyp	26,7	26,7%	30,0%	27,2%
	51-70%	Anzahl	25	10	3	38
		% von Fortbildungstyp	20,8%	9,5%	7,5%	14,3%
	> 70%	Anzahl	6	1	4	11
		% von Fortbildungstyp	5,0%	1,0%	10,0%	4,2%
Gesamt		Anzahl	120	105	40	265
		% von Fortbildungstyp	100,0%	100,0%	100,0%	100,0%

Tabelle 52 Umsatzanteil außervertraglicher Leistungen/ Privatleistungen nach IUZ-Teilnahme nach Fortbildungstypen

Fazit Hypothese 9

Wahr ist, dass die Newcomer mit den größten Transfererfolgen nach der Teilnahme am IUZ auch die größten ökonomischen Erfolge erzielen konnten. Ausgehend von ihrem Startniveau konnte auch fast die Hälfte der Innovativen eine deutliche Steigerung ihrer Umsätze außerhalb der kassenzahnärztlichen Versorgung erreichen.

Der kleinste Anteil von Zahnärzten mit deutlich verbesserten Umsatzanteilen bei den außervertraglichen Leistungen/ Privatleistungen ist unter den Etablierten zu finden, für die auch die geringsten Transfererfolge festgestellt wurden, so dass die Hypothese 9 de facto als richtig anzusehen ist.

Hypothese 10 (Einfluss auf das Qualitätsdenken und auf Qualitätsveränderungen im Praxisalltag)

Eine erhöhtes Qualitätsdenken und –handeln, indiziert durch eine positive Veränderung und Ausweitung des Qualitätsniveaus und des Patientenklientels, konnte vor allem bei den Innovativen erreicht werden. Bei den Newcomern hat das veränderte Qualitätsdenken auf breiter Ebene zu Verbesserungen geführt, während sich bei den Etablierten nur marginale Änderungen durchsetzen konnten.

Es wird davon ausgegangen, dass die Innovativen für die qualitative Optimierung ihres gefestigten beruflichen Handels besonders offen sind und über eingespielte, aber flexible Praxisstrukturen verfügen, in denen sich neue Entwicklungen und Gedanken gut umsetzen lassen. Die Newcomer sind an einer möglichst breiten Unterstützung qualitativen Handelns interessiert. Für etablierte Zahnärzte tritt das Streben nach einem verbesserten Qualitätsniveau zur Steigerung und Festigung der Praxiseffizienz in einem eingefahrenen Praxisumfeld in den Hintergrund.

Der Einfluss der Fortbildungsteilnahme auf ein verbessertes Qualitätsniveau erweist sich in allen drei Fortbildungsgruppen als sehr intensiv. So empfanden 72,6% der Newcomer, 68,2% der Innovativen und 60,5% der Etablierten, dass die positive Entwicklung ihres Qualitätsniveaus in hohem oder deutlichem Ausmaß von den Erkenntnissen aus dem IUZ profitiert hat.

			Fortbildungstyp			
			Newcomer	Innovativer	Etablierter	Gesamt
verbessertes Qualitäts-niveau	hohes Ausmaß	Anzahl	21	16	2	39
		% von Fortbildungstyp	15,6%	14,2%	4,7%	13,4%
	deutliches Ausmaß	Anzahl	77	61	24	162
		% von Fortbildungstyp	57,0%	54,0%	55,8%	55,7%
	geringes Ausmaß	Anzahl	36	32	15	83
		% von Fortbildungstyp	26,7%	28,3%	34,9%	28,5%
	ohne Auswirkungen	Anzahl	1	4	2	7
		% von Fortbildungstyp	,7%	3,5%	4,7%	2,4%
Gesamt		Anzahl	134	113	43	291
		% von Fortbildungstyp	100,0%	100,0%	100,0%	100,0%

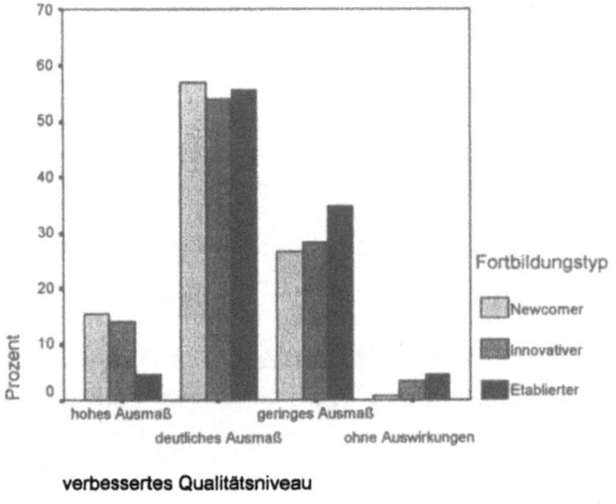

Abbildung 47 / Tabelle 53 Auswirkungen des IUZ auf die Verbesserung des Qualitätsniveaus nach Fortbildungstypen

Weniger intensiv wird der Einfluss auf den Ausbau des qualitätsorientierten Patientenklientels angesehen. 31,0% der Etablierten werteten ihn als deutlich, 32,7% der Innovativen als hoch oder deutlich und die mit Abstand positivste Einschätzung stammt aus der Gruppe der Newcomer, in der 50,7% der Zahnärzte einen hohen oder deutlichen IUZ-Einfluss angaben. Danach können die Zahnärzte mit im Aufbau befindlichen Praxen ihre fachliche Qualifikation offenbar am besten zur Wirkung bringen und ihre Spielräume zur Auswahl und Einstimmung ihrer Patienten in die Art und Möglichkeiten des Arzt-Patienten-Verhältnisses am besten nutzen.

			Fortbildungstyp			
			Newcomer	Innovativer	Etablierter	Gesamt
Ausbau d. qualitäts-orient. Patienten-klientel	hohes Ausmaß	Anzahl	14	4		18
		% von Fortbildungstyp	10,4%	3,5%		6,2%
	deutliches Ausmaß	Anzahl	54	33	13	100
		% von Fortbildungstyp	40,3%	29,2%	31,0%	34,6%
	geringes Ausmaß	Anzahl	60	64	21	145
		% von Fortbildungstyp	44,8%	56,6%	50,0%	50,2%
	ohne Auswirkungen	Anzahl	6	12	8	26
		% von Fortbildungstyp	4,5%	10,6%	19,0%	9,0%
Gesamt		Anzahl	134	113	42	289
		% von Fortbildungstyp	100,0%	100,0%	100,0%	100,0%

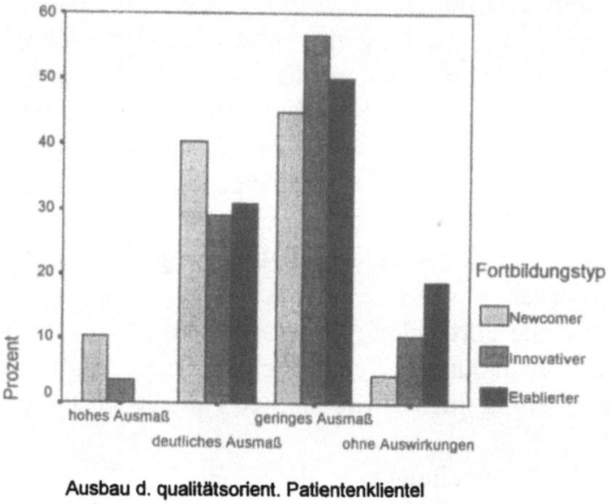

Abbildung 48 / Tabelle 54 Auswirkungen des IUZ auf den Aus- und Aufbau eines qualitätsorientierten Patientenklientels nach Fortbildungstypen

Fazit Hypothese 10

Es ist demnach nicht wahr, dass das erhöhte Qualifikationsdenken und -handeln vor allem bei den Innovativen zu qualitativen Veränderungen im Praxisalltag führt.

Es ist nicht wahr, dass etablierte Zahnärzte nur marginale Änderungen ihres Qualitätsniveaus erreichen.

Die Hypothese 10 muss insgesamt verworfen werden.

8.2.2 Zusammenfassung der Ergebnisse zur Untersuchung der Wirkungshypothesen

Durch die Auswertung der Arbeitshypothesen sollte ein näherer Einblick in das Fortbildungsverhalten und die Fortbildungswirkungen bei Zahnärzten in unterschiedlichen Berufsphasen ermöglicht werden, denen bestimmte Merkmale zugeordnet wurden.

Wenn wir tendenziell davon ausgegangen sind, dass

- Newcomer vor allem nach einer Ergänzung ihres universitären Wissens streben, dass sie mit der Teilnahme am IUZ umfassende Eindrücke zur Einordnung und Strukturierung des eigenen fachlichen Handelns und der Unternehmens- und Handlungsbedingungen der eigene Praxis gewinnen wollen und dass es ihnen darum geht, Fortbildungschancen zum Ausgleich von Defiziten zu erkennen,
- Innovative nach der Gründungs- und Startphase ihrer Praxis vor allem die Optimierung von Fachwissen, Praxisstrukturen und Qualitätsniveau anstreben und weitergehende Erkenntnisse und Anregungen durch die Teilnahme am IUZ erfahren wollen,
- Etablierte durch die Fortbildung im wesentlichen den Anschluss an die zahnmedizinische Entwicklung halten wollen und mit möglichst geringem Aufwand die Optimierung ihres ökonomischen Nutzens anstreben,

so müssen wir unsere Vorstellungen in einigen Punkten revidieren.

Zusammenfassend ist festzuhalten, dass der IUZ auf die als „*Newcomer*" bezeichneten Zahnärzte, die bei ihrem IUZ-Start noch keine 5 Jahre niedergelassen waren, die stärksten Wirkungen hatte. Sie stellten in Relation zu den Gesamtteilnehmern wie zu den Zahnärzten ihrer Altersklasse insgesamt die größte Teilnehmergruppe. Sie weiteten ihr Fortbildungsengagement nach dem IUZ am stärksten aus. Sie empfanden die positive Wirkung für ihre berufliche Leistungsfähigkeit am deutlichsten und profitierten am intensivsten beim Ausbau ihrer Persönlichkeit als Zahnarzt und ihrem zahnärztlichen Image. Transfererfolge zeichnen sich bei den Newcomern ebenfalls am deutlichsten ab – sowohl in der Breite der Themengebiete als auch im Praxisumfeld (Praxiskonzept, Leistungsspektrum, Mitarbeiterfortbildung) – Umsetzungshemmnisse wurden am niedrigsten bewertet. Der ökonomische Nutzen war größer als bei allen anderen Teilnehmergruppen.

Darin zeigt sich, dass sich Newcomer in ihren Fortbildungsinteressen und in ihrem Fortbildungsverhalten nicht auf die Abrundung des universitären Wissens beschränken. Das Optimierungsstreben für das eigene Fachwissen, die Praxisumgebung und den wirtschaftlichen Erfolg setzt früher ein als erwartet und wird nicht erst nach dem gelungenen Eintritt in die Selbständigkeit aufgenommen. Dabei kommt den Newcomern zugute, dass sie über die größten Entwicklungspotentiale und mehr Flexibilität hinsichtlich ihrer fachlichen, unternehmerischen und persönlichen Situation verfügen, so dass sie in ihrer Entwicklung schneller fortschreiten können als niederlassungserfahrenere Kollegen.

Die *„Etablierten"*, Zahnärzte, die seit mehr als 15 Jahren niedergelassen sind, zeigen gemessen an der Teilnehmerquote das geringste Interesse an einer IUZ-Fortbildung. Diejenigen Zahnärzte dieser Berufsphase, die sich jedoch zum Besuch des IUZ entschlossen haben, konnten der Maßnahme allerdings eindeutig positive Effekte zuschreiben.

Im Vergleich zu den Zahnärzten anderer Berufsphasen schätzten die Etablierten die Unterstützung durch den IUZ bei dem Bemühen um den fachlichen Anschluss, bei der Vermittlung eines umfassenden Konzepts und bei der Herausforderung der Lernbereitschaft am stärksten ein. Es kann vermutet werden, dass diese Teilnehmergruppe vor allen anderen dazu angeregt werden konnte, einem Stillstand oder einem Rückgang ihrer fachlichen Qualifikation und ihres Praxisstandards entgegenzuwirken.

Die Wirkung des IUZ auf die Verbesserung der beruflichen Leistungsfähigkeit, den Auf- und Ausbau von Tätigkeitsgebieten und die Arbeitszufriedenheit wurde von den Etablierten geringer eingeschätzt als von anderen. Das bedeutet jedoch nicht, dass der IUZ diesen Teilnehmern überhaupt nichts gebracht hat, die positive Wirkung wurde immerhin noch von mehr als der Hälfte der Etablierten mit hoch oder deutlich eingeschätzt.

Die Einschätzung des Erkenntnistransfers auf die Verbesserung des Praxiskonzepts, die Ausweitung des Leistungsspektrums, die Mitarbeiterfortbildung oder die Umsetzung von IUZ-Erkenntnissen in den zahnärztlichen Fachgebieten war bei den Etablierten ebenfalls weniger intensiv, wobei der Einfluss von Transferhemmnissen von ihnen geringer eingeschätzt wurde als von den Zahnärzten der mittleren Berufsphase, z.T. auch geringer als von den Newcomern.

Eine rückläufige Entwicklung lässt sich für Anzahl und Themenvielfalt der nach dem IUZ besuchten Fortbildungen feststellen. Hier konnten bei den Etablierten offenbar weder Neugier noch Intensivierungswünsche geweckt werden.

Die von den *„Innovativen"*, den zwischen 5 und 15 Jahre niedergelassenen IUZ-Teilnehmern, abgegebenen Wertungen sind im Vergleich die unauffälligsten. Ihre Einschätzungen zur Wirkung des IUZ bewegen sich hinsichtlich des Erkenntnisgewinns, der beruflichen Positionierung, der Transfererfolge in den Fachgebieten und im Praxisumfeld, des ökonomischen Nutzens sowie der Aspekte zur Qualitätsorientierung stets im Mittelfeld zwischen den Newcomern und den Etablierten. Ihr Fortbildungsengagement ist gleichbleibend bei leicht rückläufigem Themenspektrum.

Bemerkenswert ist, dass gerade diese Gruppe den betrachteten Hemmnissen für den Erkenntnistransfer in den Praxisalltag die größte Bedeutung beimisst, was eine größere Skepsis erkennen lässt. Andererseits hat der IUZ für die Gruppe der Innovativen stärker als für die anderen Gruppen zu einer Verbesserung der Arbeitszufriedenheit beigetragen. Diese Einschätzung der ansonsten eher unauffälligen Innovativen erinnert daran, dass der Besuch von Fortbildung nicht allein fachliche Hintergründe hat. Fortbildung dient in den verschiedenen Lebens- und Berufsphasen nicht zuletzt der eigenen fachlichen aber auch der persönlichen Standortbestimmung. Sie dient der fachlich und persönlichen Bestätigung wie dem Finden neuer, übergreifender Zusammenhänge.

9. Fazit und Ausblick

Die durchgeführte Evaluation des Initativkreises Umfassende Zahnerhaltung führt im Hinblick auf ihre Zielsetzung zu grundsätzlich positiven Ergebnissen. Einerseits konnten die mit der Maßnahme verbundenen Zielvorstellungen der Initiatoren zur Vermittlung eines umfassenden zahnärztlichen Konzepts und zur Förderung des Qualitätsbewusstseins und -handelns der Zahnärzte in sehr großem Maße erreicht werden. Auch die Fortbildungsaktivitäten der teilnehmenden Zahnärzte konnten auf hohem Niveau weiter angeregt werden. Andererseits wurden die Interessen der Teilnehmer an der Verwirklichung ihrer individuellen Ziele und Erwartungen, an einem hohen Fortbildungsnutzen und einem weitreichenden Transfer ihrer Fortbildungserkenntnisse hinreichend berücksichtigt.

Gefördert wurde dieser Erfolg durch ein breites Themenangebot mit vielfachen Anknüpfungspunkten und Lernanreizen für die unterschiedlich vorbestimmten Teilnehmer und die bewusste Unterstützung der Zahnärzte bei der Wahrung und beim Ausbau ihrer beruflichen Kompetenz, denn die IUZ-Konzeption geht über die Vermittlung zahnärztlichen Fachwissens im engeren Sinne hinaus. Neben der konventionellen Vermittlung kognitiven Wissens wirkt sie auf eine Auseinandersetzung mit der beruflichen Gesamtsituation hin und ist hier richtungweisend für künftige Projekte.

Die positive Beurteilung dieses Fortbildungsmodells ist zugleich eine Herausforderung für die Veranstalter. Wenn es darum geht, das erreichte Niveau zu halten bzw. zu steigern, muss das bestehende Konzept auf der Grundlage einer ständigen Selbstreflexion kontinuierlich angepasst und verbessert werden. Aus heutiger Sicht stellen sich für den IUZ unter anderem folgende Aufgaben

- die fortlaufende Berücksichtigung der sich ständig weiterentwickelnden zahnmedizinischen Inhalte
- die fortlaufende Berücksichtigung der zahnmedizinischen und interdisziplinären Fortbildungsbedürfnisse der Teilnehmer
- die Prüfung der Hintergründe für den geringen Frauenanteil unter den Teilnehmern und die Umsetzung ggf. notwendiger konzeptioneller Änderungen, die die Attraktivität des IUZ für Zahnärztinnen entsprechend erhöhen
- die Sicherung einer möglichst hohen Referentenprofessionalität, worauf im Folgenden noch näher eingegangen wird

- die Entwicklung einer einheitlichen Gestaltungskonzeption zur Erhöhung der Akzeptanz und Nutzbarkeit der Skripte
- die Entwicklung eines Evaluierungskonzepts, das eine formative zeitnahe Erhebung grundlegender Informationen in der Veranstaltung ermöglicht, wie sie für eine sinnvolle und anregende Reflexion und Weiterentwicklung erforderlich ist. Dabei geht es weniger darum zu erfahren, ob der Teilnehmer insgesamt zufrieden ist, sondern um konkrete Einschätzungen, die allein der Teilnehmer geben kann, z.B. ob der Referent auf die für ihn relevanten Fragen eingehen konnte, ob er die Inhalte der Fortbildung als verständlich und brauchbar empfunden hat oder ob er die Erkenntnisse in seiner Praxis umsetzen kann.

Die Auseinandersetzung mit solchen Aufgaben soll nicht auf eine unnötige Ausweitung von Formalismus und Bürokratie hinauslaufen. Wie in allen Handlungsbereichen einer Weiterbildungseinrichtung finden nur praktikable und informative Konzeptionen die notwendige Akzeptanz und können ihrem Zweck – der Förderung des Fortbildungserfolgs – gerecht werden.

Die konkrete Auseinandersetzung mit dem IUZ hat darüber hinaus gezeigt, dass Fortbildung für Zahnärzte wie für andere akademisch gebildete Freiberufler unumgänglich ist.

Die im Studium erworbenen Kenntnisse sind heute nur noch begrenzt gültig. Weltweite Forschung und Entwicklung bringen in immer schnellerer Folge neues Wissen hervor, das den Berufsalltag verändert. Dadurch sinkt die Halbwertzeit des Wissens rapide. Auch in der Zahnmedizin werden immer neue Erkenntnisse, Methoden und Produkte entwickelt. Solche wissenschaftlichen Neuerungen, demographische Veränderungen, aber auch die Vertiefung bewährter Kenntnisse und Fähigkeiten machen eine kontinuierliche Fortbildung der Zahnärzte für die Qualitätssicherung ihres beruflichen Handelns unumgänglich. Fortbildung bekommt neben der Erstausbildung eine immer größere Bedeutung, zumal ihre konzeptionelle Gestaltung eine flexiblere und schnellere Anpassung an neue Bildungsbedürfnisse zulässt.

Neben der fachlichen Notwendigkeit von Fortbildung drängen aber auch die Patienten immer häufiger auf Informationen, die den Fortbildungsstand ihrer Ärzte transparent machen und Rückschlüsse auf ihre Kenntnisse und Fähigkeiten ermöglichen sollen.

Politiker fordern dazu im Hinblick auf die Sicherung eines hohen Qualitätsniveaus der medizinischen Versorgung der Bevölkerung eine gesetzliche Festschreibung von Zwangsbestimmungen für die Fortbildungssicherung der Ärzte und Zahnärzte, die seit einiger Zeit heftig diskutiert werden.

Zunächst wurde auf der Gesundheitsministerkonferenz (GMK) im November 1996 in der „Entschließung zur Weiterentwicklung der Qualität im Gesundheitswesen" die Berechtigung zum Führen von Weiterbildungsbezeichnungen (z.B. zum Tätigkeitsschwerpunkt Implantologie) vorgeschlagen, die vom Nachweis einer kontinuierlichen Fortbildung abhängig ist.

Der Sachverständigenrat für die Konzertierte Aktion im Gesundheitswesen plädierte in seinem Gutachten 2000/2001 in Anlehnung an die im angelsächsischen Raum üblichen Regelungen für eine Rezertifizierung von Ärzten.(vgl. SVR 2001) Dazu müssten die Mediziner ihre Fachgebietsanerkennung durch den Nachweis regelmäßiger Fortbildung und durch Prüfungen im Abstand von mehreren Jahren unter Beweis stellen. Diese Überlegungen wurden in der von der Gesundheitsministerkonferenz eingesetzten Arbeitsgruppe „Rezertifizierung von Ärzten" diskutiert, in der Vertreter der verschiedenen Bundesländer mitarbeiteten.(vgl. BMfG 2002)

Im Verlauf der Auseinandersetzungen um diese Vorschläge wurden folgende Standpunkte deutlich.

Die Gesundheitspolitiker stellen fest, dass die Qualität medizinischer Versorgung aufgrund der ständig fortschreitenden wissenschaftlichen und praktischen Erkenntnisse zum Schutz und zum Wohle der Patienten durch die Gewährleistung der ärztlichen Kompetenz sichergestellt sein muss. Sie betonen, dass kompetentes ärztliches Handeln nicht allein durch die Teilnahme an fachlicher Fortbildung erreicht werden kann. Dazu ist auch eine entsprechende Umsetzung des erworbenen Wissens und eine Ausbildung der kommunikativen und sozialen Kompetenzen erforderlich. Die Sicherstellung der Berufskompetenz liegt grundsätzlich in den Händen der ärztlichen Selbstverwaltung, die wie bei allen Freiberuflern von den Kammern wahrgenommen wird. Dazu bemängelt die Arbeitsgruppe zur Rezertifizierung von Ärzten, dass die Verpflichtung zur Fortbildung zwar in den jeweiligen Berufsordnungen verankert ist, die Einhaltung der Verpflichtung durch die einzelnen Kammermitglieder jedoch nicht regelmäßig kontrolliert wird. (vgl. AOLG 2002)

Diese Auffassung wird auch vom Sachverständigenrat vertreten, der zur Kontrolle des Fortbildungsverhaltens ein „Credit-Point-System" nach angelsächsischem Vorbildung vorgeschlagen hat, das die Durchführung und Abrechnung bestimmter ärztlicher Leistungen an entsprechende regelmäßige Qualifikationsnachweise bindet.(vgl. SVR 2002)

Daneben stellt die Arbeitsgruppe zur Rezertifizierung von Ärzten in ihrem Bericht ein dreistufiges Kontrollsystem in Anlehnung an niederländische und vor allem kanadische Konzepte vor. Danach soll auf der ersten Stufe ein Screening für alle Ärzte durchgeführt werden, wobei aber noch keine hinreichenden Erkenntnisse über die Wirkung möglicher Methoden vorliegen. (Möglicherweise kommt auch die Einhaltung der Fortbildungspflicht als Screening-Kriterium in Betracht.) Werden beim Screening Qualitätsproblemen festgestellt, müssen sich die Ärzte auf der zweiten Stufe einem sogenannten Peer Assessment unterziehen, das eine intensive Prüfung am Arbeitsplatz beinhaltet. Bei Ärzten, die sich nicht verbesserungswillig oder -fähig zeigen, stehen schließlich in Stufe drei des Verfahrens noch rigidere Untersuchungen und mögliche disziplinarische oder standesrechtliche Konsequenzen an. Alle im Verlauf dieses Systems festgestellten Qualitätsdefizite ziehen Auflagen in Form konkreter Fortbildungsmaßnahmen nach sich (vgl. AOLG 2002).

Die Arbeitsgruppe schlägt auch vor, die Bemühungen der Mediziner zur Kompetenzerhaltung durch Anreize zu unterstützen, z.B. durch eine bessere Vergütung und eine Freistellung zur Fortbildung bei angestellten Ärzten oder durch Vergünstigungen beim Kammerbeitrag und öffentliche Listen der Ärzte, die ihrer Verpflichtung nachgekommen sind (vgl. ebenda).

Die Vertreter der Ärzte, die als erste mit den Überlegungen der Gesundheitspolitiker konfrontiert und von der Gesundheitsministerin zum Handeln aufgerufen wurden, aber auch die Vertreter der Zahnärzte stimmen der essentiellen Bedeutung einer kontinuierlichen, berufsbegleitenden (zahn)ärztlichen Fortbildung für die Sicherung der Qualität in der (zahn)ärztlichen Versorgung zu (vgl. Oesterreich 2002). Darüber hinaus konstatierten sie auf einem gemeinsamen Treffen der Ärztekammern, Akademien, Fachgesellschaften und Berufsverbände im September 2002, dass Kompetenzerhaltung nicht allein durch die kontinuierliche Teilnahme an Fortbildungen erreicht wird. Dazu gehört auch eine kritische Selbstreflexion des eigenen Handelns und kommunikative Kompetenz im Umgang mit Patienten.

Ärzte wie Zahnärzte wehren sich allerdings gegen den Zwang zu bestimmten Fortbildungsmaßnahmen, insbesondere gegen die vorgeschlagenen Rezertifizierungskonzepte, da diese mit einem sehr hohen administrativen und finanziellen Aufwand verbunden sind und in einem ohnehin vielfach durch staatliche Regelungen bestimmten Arbeitsfeld als weiterer massiver Eingriff in die berufliche Freiheit empfunden werden. Man befürchtet darüber hinaus Überregulierung und Überbürokratisierung (vgl. Oesterreich 2002, Prchala 2002). Unter Zwang wahrgenommene Fortbildungen erscheinen wenig Erfolg versprechend, zumal Fortbildungen, insbesondere vom Berufsstand der Zahnärzte, bereits jetzt in hohem Maße besucht werden – zwar fehlt hier eine flächendeckende Dokumentation des Fortbildungsverhaltens, punktuelle Untersuchungen wie zuletzt in Mecklenburg-Vorpommern stützen jedoch diese Auffassung.

Statt dessen streben die betroffenen Mediziner an, staatliche Regulierungen durch effektive und nutzbringende Fortbildungskonzepte auf freiwilliger Basis überflüssig zu machen. Die Kammern haben entsprechende Leitsätze, Empfehlungen und Grundsätze zur Ordnung und Zertifizierung der Fortbildung vorgestellt. Die Ärztekammern haben 1999 bereits mit der Einführung und Erprobung eines Fortbildungszertifikats auf freiwilliger Basis begonnen, mit dem regelmäßige Fortbildung dokumentiert wird.

So können durch die Teilnahme an verschiedenen Fortbildungsformen wie durch den Besuch von fachspezifischen und interdisziplinären Maßnahmen, aber auch durch Selbststudium und Hospitationen nach einheitlichen Bewertungskriterien Punkte erworben werden. Ärzte, die in mindestens drei Jahren von 150 Punkten bzw. in maximal fünf Jahren 250 Punkten erreichen, können auf Antrag ein Zertifikat erhalten. Die Fortbildungsmaßnahmen müssen von den Ärztekammern anerkannt sein, d.h. sie müssen mit der Berufsordnung übereinstimmen, frei von wirtschaftlichen Interessen sein, Konzepte zur Kompetenzerhaltung vermitteln und die Empfehlungen der Ärztekammern für die Qualitätssicherung der ärztlichen Fortbildung berücksichtigen (vgl. Bundesärztekammer 2002).

Auch die Zahnärztekammern haben bereits die Einführung eines Fortbildungsnachweises, Siegels oder Zertifikats auf der Grundlage erworbener Fortbildungspunkte konzipiert, durch das die freiwillige Fortbildungstätigkeit ihrer Mitglieder dokumentiert werden kann (vgl. Bundeszahnärztekammer 2002a und Bundeszahnärztekammer u.a. 2002b). Auch hier wird die Anerkennung der Maßnahmen anhand von Leitlinien und Empfehlungen der Bundeszahnärztekammer vorgenommen. Das zugrundeliegende Punktsystem weicht von den Überlegungen der Ärztekammern etwas ab, setzt aber die gleichen Schwerpunkte und ermöglicht die Ausstellung des Fortbildungszertifikats ebenfalls, wenn der Zahnarzt 150 Punkte in drei Jahren bzw. 250 Punkte in maximal fünf Jahren erworben hat (vgl. ebenda). Daneben können Zahnärzte ein Zertifikat für die Teilnahme an strukturierten Fortbildungen erhalten, das sind modulare Fortbildungsreihen von insgesamt 70-140 Stunden zu jeweils einem Tätigkeitsschwerpunkt. Die Curricula zu diesen Tätigkeitsschwerpunkten sind mit den wissenschaftlichen Fachgesellschaften und den Zahnärztekammern abgestimmt und nach erfolgreicher Teilnahme darf der Zahnarzt diesen Tätigkeitsschwerpunkt bis zur nächsten regelmäßigen Auffrischungsfortbildung und -prüfung als sein Spezialgebiet ausweisen.

Die Vertreter der Ärzte und Zahnärzte wollen auf diese Weise die gewünschte Dokumentation zur Darlegung systematischer Kompetenzerhaltung durch kontinuierliche Fortbildung erreichen. Gleichzeitig soll so der sehr vielseitige und oft unübersichtliche Fortbildungsmarkt für Mediziner besser strukturiert und transparenter gemacht werden. Durch die Zulassungskriterien der Kammern für zertifizierungsrelevante Veranstaltungen können zum einen die Veranstalter zu entsprechend effektiven Veranstaltungskonzepten veranlasst werden zum anderen können fortbildungswillige Ärzte oder Zahnärzte bei den von den Kammern akkreditierten Maßnahmen bestimmte Qualitätsmerkmalen voraussetzen.

Aus erwachsenenpädagogischer Sicht gibt es in dieser Diskussion eine Reihe von interessanten Ansatzpunkten wie Problemstellungen.

Das Interesse der verschiedenen Gruppierungen an einer umfassenden Qualitätssicherung zum Wohle der Patienten bzw. an angemessener Fortbildung zur Wahrung der beruflichen Kompetenz mit mehr oder weniger massiven Einschnitten in die Freiberuflichkeit und im Rahmen eines finanziell und administrativ vertretbaren Ausmaßes sind deutlich geworden. Dass die Fortbildung der Mediziner dabei eine große Bedeutung hat, ist unbestritten. Es stellt sich allerdings die Frage, wie das angestrebte Weiterlernen der erwachsenen Zahnärzte auch tatsächlich erreicht und qualitätssichernd umgesetzt werden kann.

Wie die Analyse des IUZ gezeigt hat, hängt die Lernbereitschaft Erwachsener ganz entscheidend davon ab, inwieweit Erwachsene ihre Defizite selbst kennen und akzeptieren. Sie lassen sich zum Erkennen von Defiziten anregen und interessieren, aber sie lassen sich nicht zum Lernen zwingen. Auch der für den Kompetenzzuwachs im (zahn)ärztlichen Handeln letztlich entscheidende Schritt, der Transfer der erworbenen Erkenntnisse in die Praxis, wird am ehesten getan, wenn der einzelne Fortbildungsteilnehmer den Bezug zu seinen beruflichen Problemen oder Ärgernissen erkennt und sich von der Umsetzung neuer Erkenntnisse eine Verbesserung verspricht. So hat die Untersuchung des IUZ z.B. gezeigt, dass die besten Transfererfolge nicht auf den am häufigsten referierten Themengebieten erzielt wurden, sondern auf Gebieten, für die das größte Interesse bestand und deren Darstellungsqualität im Rahmen des IUZ hoch bewertet wurde.

Der angestrebte Kompetenzerhalt und -ausbau und damit auch der größte Nutzen für das Gesundheitssystem kann durch die Fortbildung von Medizinern deshalb nur erreicht werden, wenn die Fähigkeiten und Möglichkeiten der erwachsenen Persönlichkeiten bei der Planung und Durchführung von Fortbildungsmodellen und -maßnahmen berücksichtigt werden. Die von Politikern und Standesvertretern mit einer Ausweitung der Fortbildungsaktivitäten verbundenen Erwartungen und Ziele können durch eine zwingende Entsendung zu Fortbildungsmaßnahmen nicht erreicht werden. Was eine Fortbildungsteilnahme bewirkt, hängt letztlich von der Vorgefasstheit der Teilnehmer und der Qualität der Veranstaltung im Ganzen ab.

Hilfreich ist hier sicher eine motivierende Gestaltung der Rahmenbedingungen, wie die Freistellung von angestellten Ärzten oder finanzielle Anreize (vgl. AOLG 2002) sowie eine größere Markttransparenz durch die Festlegung von Rahmenkriterien zur Strukturierung und Einordnung des Veranstaltungsangebots.

Inwieweit die Akkreditierung von Fortbildungsveranstaltungen für das angestrebte Punktsystem dazu genutzt werden kann, um die gewünschte Markttransparenz zu verbessern und die Fortbildungslandschaft qualitätsfördernd zu beeinflussen, hängt von der Wirksamkeit der Akkreditierungskriterien und der Überprüfung ihrer Einhaltung ab. Hierin liegt sicher auch eine große Chance, um Träger wie Teilnehmer für die Qualität von Fortbildung stärker zu sensibilisieren und selbstkritische Qualitätskonzepte zu etablieren, die die stetige Qualitätsentwicklung sichern und damit wesentlich zum Erfolg der Institutionen wie auch der Teilnehmer beitragen.

Auf der Suche nach effektiven Verfahren zur Verhinderung inkompetenter Berufsausübung sind Wirkung und Nutzen neuer Wege nie exakt vorhersagbar, zumal in der zahnärztlichen Fortbildung bisher nur wenige Erfahrungen zu Lernkonzepten, Fortbildungsverhalten, Wissenstransfer usw. dokumentiert wurden, die die Suche nach erfolgreichen Konzepten in Deutschland erleichtern und untermauern könnten. So ergeben sich für die Zukunft zahlreiche Forschungsanliegen.

Die Etablierung von Fortbildung als selbstverständliche und natürliche Bildungsmaßnahme für alle Zahnärzte zur Weiterentwicklung des universitären Wissens erfordert nicht nur die Dokumentation des Verhaltens der fortbildungsengagierten Zahnärzte. Viel wichtiger ist die Untersuchung des „Fortbildungs-Nicht-Verhaltens", um Blockaden, Missverständnisse und Unmut aufzudecken, ggf. auszuräumen oder ihnen mit motivierenden Anreizen zu begegnen.

Für die professionelle Planung und Konzeption von effektiver Fortbildung ist es nicht nur von Bedeutung die richtige Themenauswahl zu treffen, hier muss auch über die jeweils beste Fortbildungsform entschieden werden. Die aktuellen Konzepte greifen überwiegend auf traditionelle Formen zurück, die eher auf den passiven Erwerb kognitiven Wissens gerichtet sind. Sicher ist ein guter Vortrag zur Vermittlung fachlichen Wissens oft besser als ein schlecht geführter praktischer oder theoretischer Austausch über Kenntnisse und Fähigkeiten, eine Einschätzung die durch die allgemeine Wertschätzung des IUZ untermauert wird. Doch auch die engagiertesten Fortbildungsteilnehmer äußern vermehrt den Wunsch nach praktischer, interkollegialer Fortbildung, denn interaktive Maßnahmen bieten viel eher die Möglichkeit Anknüpfungspunkte an individuelle Vorerfahrungen zu erkennen, eigenen Problemstellungen einzubringen und Lösungen zu finden. Die Teilnehmer können stärker einbezogen und intensiver für die Wahrnehmung und den Ausgleich eigener Defizite interessiert werden. So entsteht auch ein erheblich größerer Anreiz zur Selbstreflexion und zur Ausbildung der eigenen Persönlichkeit.

Es stellt sich die Frage nach den Möglichkeiten und Grenzen von Fortbildungsformen und Lernkonzepten für die effektive Fortbildung von Zahnärzten wie etwa das interaktive Lernen in der Gruppe, das eher passive Lernen im Vortrag oder in der Demonstration, das Literaturstudium, die Fortbildung via Internet usw.. Daraus ergeben sich Fragen nach Umorientierung und Perspektiven, z.B. nach dem Ausbau von Informationsnetzwerken, der Förderung von informellem

Austausch in Berufszirkeln oder nach dem Ausbau von interdisziplinären Angeboten, die eine umfassendere Bildung und Einbindung der zahnärztlichen Handlungskompetenzen anstreben.

Die professionelle Gestaltung und Durchführung der Veranstaltungen wird vor allem durch das Wissen und Können der Dozenten bestimmt. Insbesondere die Leitung interaktiver Maßnahmen verlangt in hohem Maße professionelles Geschick. Die Gewährleistung dieses wichtigen Qualitätskriteriums in der zahnmedizinischen Fortbildungen ist allerdings nicht ganz einfach. Wie häufig in der beruflichen Erwachsenenbildung werden die Veranstaltungen nicht von festangestellten, dafür ausgebildeten Erwachsenenbildnern geleitet. In der berufsfachlichen Bildung sollen Dozenten mit großem fachlichen Know-how ihre Erkenntnisse weitergeben. Das sind üblicherweise freie Mitarbeiter, oft zahnärztliche Praktiker, deren pädagogische Qualifikation die Veranstalter kaum beeinflussen können. Als Fachleute und Kollegen können sie die Zahnärzte sicher oft bei ihren alltäglichen Problemen abholen, aber ob das gelingt, hängt eher von der individuellen Intuition des Dozenten ab als von systematischem planvollen Vorgehen. Damit die Professionalität und die Qualität der Fortbildungen an dieser Stelle nicht scheitern, müssen die Möglichkeiten zur Sicherung von Referenten-Professionalität geprüft werden, denkbar wäre z.B. ein Leitfaden, durch den Veranstalter ihre Dozenten sensibilisieren und auf ein professionelles Lehrverhalten hinwirken könnten.

Hier spielt auch die Einschätzung der Teilnehmer eine wichtige Rolle. Sie sind Beobachter, Zielgruppe und Betroffene und können somit den Dozenten-Output gut beurteilen. Durch ihr Feed-back kann die Dozentenprofessionalität genauer eingeschätzt und der Dozent in seinem Handeln unterstützt werden. Unprofessionelles, qualitätsgefährdendes Verhalten kann dagegen schnell aufgedeckt werden.

Allein schon vor diesem Hintergrund ist eine Weiterentwicklung evaluatorischer Prüfungen des Fortbildungsgeschehens zu befürworten. Nur auf diesem Wege lässt sich sicherstellen und dokumentieren, wie die Teilnehmer eine Veranstaltung aufgenommen haben, ob die Fortbildung an ihre Erfahrungen anknüpfen konnte, ob ihre Probleme und Erkenntnisinteressen tatsächlich berücksichtigt wurden, ob die Teilnehmer ihr Wissen ausbauen konnten, ob sie das Gelernte in ihrem beruflichen Alltag nutzen können oder ob sie ihre Kompetenzen durch die Möglichkeit zur Selbstreflektion und Persönlichkeitsentfaltung ausbauen konnten.

Das zunehmende Interesse der Öffentlichkeit an der Qualitätssicherung im Gesundheitswesen hat die ärztliche und zahnärztliche Fortbildung ins Blickfeld der Öffentlichkeit gerückt. Nachdem die Zahnärzte bisher bewusst auf freiwilliger Basis an qualitäts- und kompetenzerhaltenden Maßnahmen teilgenommen haben, werden nun die Forderungen nach nachvollziehbarer Dokumentation und nach zwingender Teilnahme an Kompetenz erhaltender Maßnahmen für alle Berufsangehörigen immer lauter. Es geht zunächst einmal nicht mehr um die angesprochene Rezertifizierung sondern um eine „Systematische Darlegung ärztlicher Kompetenz“ (vgl. AOLG 2002). Damit richtet sich das Augenmerk der für die Gesundheitspolitik Verantwortlichen vermehrt auf die kontinuierliche, flächendeckende und wirkungsvolle Fortbildung der praktizierenden Zahnärzte.

Die Erstausbildung kann die Beruftätigen heute nicht mehr mit Wissen und Fähigkeiten ausstatten, die für das ganze Berufsleben reichen. Fort- und Weiterbildung wird immer stärker zu einer berufsbegleitenden, natürlichen Weiterführung der Erstausbildung. Dieser Gedanke mit all den Möglichkeiten einer vielfältigen und flexiblen Fortbildung muss in den Köpfen der Zahnärzte Raum greifen. Darauf wie auf der professionellen Gestaltung bedürfnisgerechter und interessanter Fortbildung beruht eine effiziente und effektive Kompetenzerhaltung und -förderung, wie sie von den Zahnärzten erwartet wird.

Verzeichnis der Abbildungen

Verzeichnis der Tabellen

Literaturverzeichnis

Alt, Kurt 1983: Der deutsche Zahnärzterundfunk (1926-1932) als Mittel der Zahnärztlichen Fortbildung und Volksbelehrung in der Weimarer Zeit, Dissertation, Berlin

Althoff, Ursula 1971: Die Geschichte der Deutschen Gesellschaft für Zahn-, Mund- und Kieferheilkunde (Zentralverein Deutscher Zahnärzte), Dissertation, Düsseldorf

Arnold, Michael 1997: Die medizinische Versorgung zwischen Utopie und Kostendruck, Dortmund

Arnold, Rolf 1999a: Deutungslernen in der Erwachsenenbildung – Theoretische Grundlagen und praktische Erfahrungen, Kaiserslautern

Arnold, Rolf 1999b: Evaluierung und Qualitätssicherung in der Weiterbildung, in: Wittwer (Hrsg.): Transfersicherung in der beruflichen Weiterbildung: empirische Befunde – Konzepte – Transferinstrumente, Frankfurt, Berlin, Bern, Bruxelles, New York, Wien

Arnold, Rolf 1996a: Weiterbildung, München

Arnold, Rolf 1996b: Erwachsenenbildung: eine Einführung in Grundlagen, Probleme und Perspektiven, Hohengehren

Arnold, Rolf/ Krämer-Stürzel, Antje/ Siebert, Horst 1999: Dozentenleitfaden – Planung und Unterrichtsvorbreitung in Fortbildung und Erwachsenenbildung, Berlin

Arnold, Rolf/ Krämer-Stürzel, Antje 1997: Erfolgskontrolle – Thema professioneller betrieblicher Weiterbildung?, in: Arnold, Rolf (Hrsg.): Qualitätssicherung in der Erwachsenenbildung, Opladen, S. 133-150

Arnold, Rolf/ Siebert, Horst 1995: Konstruktivistische Erwachsenenbildung: von der Deutung zur Konstruktion von Wirklichkeit, Hohengehren

Atteslander, Peter/Kopp, Manfred 1993: Befragung, in: Roth, Erwin (Hrsg.): Sozialwissenschaftliche Methoden, 3. Auflage, München S. 146-174

Bahilit, Howard L. 1989: Gesundheitspolitik und die Finanzierung zahnmedizinischer und medizinischer Leistungen, in: Schuller, Bergmann-Krauss, Witt (Hrsg.): Zahnarzt im Wandel, München, Wien

Bardeleben, Richard von/ Beicht, Ursula/ Herget, Hermann/ Krekel, Elisabeth M. 1996: Individuelle Kosten und individueller Nutzen beruflicher Weiterbildung, Bielefeld

BDZ/KZBV- Arbeitsgruppe Qualitätsfragen 1988: Grundsatzpapier zur Qualitätssicherung in der zahnmedizinischen Versorgung, in: Zahnärztliche Mitteilungen 6/1988 S. 588-593

Behringer, Friederike 1996: Zum individuellen Nutzen beruflicher Weiterbildung: Subjektive Einschätzungen und objektive Veränderungen, in: Bardeleben, Richard v./ Bolder, Axel/ Heid, Helmut (Hrsg.): Kosten und Nutzen beruflicher Bildung, in: Zeitschrift für Berufs- und Wirtschaftspädagogik, Beihelft 12, Stuttgart

Behringer, Friederike 1999: Beteiligung an beruflicher Weiterbildung. Humankapitaltheoretische und handlungstheoretische Erklärung und empirische Evidenz, Opladen

Bergmann-Krauss, Barbara 1994: Fortbildung, in: Institut der Deutschen Zahnärzte (IDZ) (Hrsg.): Weißbuch Qualitätssicherung in der zahnmedizinischen Versorgung, Köln

Bergmann-Krauss, Barbara/ Müller, Paul J. 1991: Angebot und Inanspruchnahme zahnärztlicher Fortbildung, in: Zahnärztliche Mitteilungen 81.JG, 1/1991, S. 27-29

Bergmann-Krauss, Barbara/Müller, Paul J. 1994: Fortbildungsenquete 1993: Viel mehr Fortbildung als vor vier Jahren, in: Zahnmedizinische Mitteilungen 84.JG, Nr. 18, 9/1994, S. 1992-1994

BMBF (Bundesministerium für Bildung und Forschung) 2001: Berichtssystem Weiterbildung VIII 2000 – Erste Ergebnisse zur Repräsentativbefragung zur Weiterbildungssituation in Deutschland, Bonn

Bortz, Jürgen 1989: Statistik – Für Sozialwissenschaftler, Berlin, Heidelberg

Bortz, Jürgen/ Döring Nicola 2002: Forschungsmethoden und Evaluation: für Human- und Sozialwissenschaftler, Berlin, Heidelberg, New York, Barcelona, Hongkong, London, Mailand, Paris, Tokio

Brinkmann, Josef 1971: Eine Monographie zum 75.jährigen Bestehen des Bergischen Zahnärztevereins zum 31.Januar 1971, veröffentlicht in den Internetseiten des Bergischen Zahnärztevereins

Bundeszahnärztekammer 2002: Mecklenburg-Vorpommern – Fortbildung wird groß geschrieben, Zahnärztliche Mitteilungen (ZM 92) 15/2002, S.39f

Diehl, Jörg M./ Staufenbiel, Thomas 2001: Statistik mit SPSS, Version 10.0, Eschborn

Döring, Klaus W.1987: System Weiterbildung, Weinheim und Basel

Eckert, Thomas 1999: Weiterbildungsstatistik, in: Tippelt, Rudolf (Hrsg.): Handbuch der Erwachsenenbildung/Weiterbildung, Opladen, S. 374-386

Engels, Matthias 1989: Das Fortbildungsverhalten der Berliner Zahnärzteschaft: dargestellt anhand des siebenjährigen Bestehens des kammereignen Fortbildungsinstitutes unter Berücksichtigung zweier anonymer Fragebogen, Dissertation, Berlin

Flechsig, Karl-Heinz 1989: Ebenen didaktischen Handelns, in: Grundlagen der Weiterbildung - Praxishilfen, Kap. 5.10

Friedrichs, Jürgen 1990: Methoden empirischer Sozialforschung, 14. Auflage, Opladen

Gerstenmaier, Jochen/ Mandl, Heinz 1999: Konstruktivistische Ansätze in der Erwachsenenbildung und Weiterbildung, in: Tippelt, Rudolph (Hrsg.): Handbuch der Erwachsenenbildung/Weiterbildung, Opladen

Geigant, Friedrich 1989: Der Zahnarzt im System der gesetzlichen Krankenversicherung, in: Schuller, Bergmann-Krauss, Witt (Hrsg.): Zahnarzt im Wandel, München, Wien

Gieseke, Wiltrud 1997: Die Qualitätsdiskussion aus erwachsenenpädagogischer Sicht. Was bedeutet Qualität in der Erwachsenenpädagogik?, in: Arnold, Rolf (Hrsg.): Qualitätssicherung in der Erwachsenenbildung, Opladen, S. 29-48

Glasersfeld, Ernst von 1992: Aspekte des Konstruktivismus – Vico, Berkeley, Piaget, in: Rusch, Gebhard/ Schmidt, Siegfried (Hrsg.): Konstruktivismus: Geschichte und Anwendung, Frankfurt/Main, S. 20-33

Gnahs, Dieter 2000: Qualitätssicherung in der Weiterbildung, in: Grundlagen der Weiterbildung - Praxishilfen, Kap.4.30.50.1

Gnahs, Dieter 1999: Weiterbildungsstatistik, in: Tippelt, Rudolf (Hrsg.): Handbuch der Erwachsenenbildung/Weiterbildung, Opladen, S. 360-373

Götz, Klaus 1998a: Zur Evaluierung beruflicher Weiterbildung. Eine theoretische und empirische Studie zur Wirksamkeit beruflicher Weiterbildung. Theoretische Grundlagen. (Band 1), Weinheim

Götz, Klaus 1998b: Zur Evaluierung beruflicher Weiterbildung. Eine theoretische und empirische Studie zur Wirksamkeit beruflicher Weiterbildung. Empirische Untersuchungen. (Band 2), Weinheim

Götz, Klaus/ Häfner, Peter 1999: Didaktische Organisation von Lehr- und Lernprozessen, 5. Auflage, Weinheim

Hoffmann-Axthelm, Walter 1973: Die Geschichte der Zahnheilkunde, Berlin

Jagendlauf, Michael 1989: Erfolgskontrolle und Evaluation, in: Grundlagen der Weiterbildung - Praxishilfen, Kap. 7.90.10

Kaiser, Armin 1992: Prinzipien einer Didaktik der Erwachsenenbildung, in: Tietgens, Hans (Hrsg.): Didaktische Dimensionen der Erwachsenenbildung, Frankfurt, S. 78-89

Kaiser, Franz-Josef/ Pätzold, Günter 1999: Wörterbuch der Berufs- und Wirtschaftspädagogik, Bad Heilbrunn/Obb.

Kaltschmid, Jochen 1992: Sozialisationstheorie, Sozialwissenschaften und Didaktik der Erwachsenenbildung – eine Problemskizze, in: Tietgens, Hans

(Hrsg.): Didaktische Dimensionen der Erwachsenenbildung, Frankfurt, S. 14-42
Karl, Christine 1979: Motivationsforschung: Probleme und Ergebnisse der Erforschung von Weiterbildungsmotivation, in : Siebert, Horst (Hrsg.), Taschenbuch der Weiterbildungsforschung, Baltmannsweiler
Kesper, Bernd 1983: Statistische Erhebungen zur zahnärztlichen Fortbildung an der bayrischen Akademie für zahnärztliche Fortbildung, München
Kidd, James Robbins 1979: Wie Erwachsene lernen, Braunschweig
Konrad, Klaus 1999: Mündliche und schriftliche Befragung, Forschung, Statistik und Methoden, Bd.4, Landau
Kromrey, Helmut 1998: Empirische Sozialforschung – Modelle und Methoden der Datenerhebung, 8. Überarbeitete und erweiterte Auflage, Opladen
Krekel, Elisabeth M. 1995: Theoretische und praktische Aspekte der Weiterbildungsqualität, in: Bardeleben, Richard v. (Hrsg.): Weiterbildungsqualität – Konzepte, Instrumente und Kriterien, Bielefeld
Küchler, Felicitas/ Meisel, Klaus (Hrsg.) 1999: Qualitätssicherung in der Weiterbildung – Auf dem Weg zu Qualitätsmaßstäben, Frankfurt
Kuhlmann, Ellen 1996: Die Professionalisierung der Zahnmedizin in Deutschland, in: Zeitschrift für Gesundheitswissenschaft 4. JG Heft 1
Kuwan, Helmut 1996: Faktoren der Teilnahme an beruflicher Weiterbildung, in: Bardeleben, Richard v./ Bolder, Axel/ Heid, Helmut (Hrsg.): Kosten und Nutzen beruflicher Bildung, in: Zeitschrift für Berufs- und Wirtschaftspädagogik, Beihelft 12, Stuttgart
Kuwan, Helmut/ Gnahs, Dieter/ Seidel, Sabine 2000: Berichtssystem Weiterbildung VII. Integrierter Gesamtbericht zur Weiterbildungssituation in Deutschland, Hrsg. Bundesministerium für Bildung und Forschung, Bonn
Kuypers, Harald W./ Leyendecker, Bernd 1982: Erwachsenenbildung in der Praxis, Bad Heilbrunn
KZBV (Kassenzahnärztliche Vereinigung) Jahrbuch 2001: KZBV Jahrbuch 2001, Statistische Basisdaten zur vertragszahnärztlichen Versorgung, Köln
Lenz, Werner 1979: Grundlagen der Erwachsenenbildung, Stuttgart, Berlin, Köln, Mainz
Mader, Wilhelm 1992: Der Beitrag der Sozialwissenschaften für die Didaktik der Erwachsenenbildung, in: Tietgens, Hans (Hrsg.): Didaktische Dimensionen der Erwachsenenbildung, Frankfurt, S. 43-53
Maretzky, Kurt/ Venter, Robert 1974: Geschichte des deutschen Zahnärzte-Standes, Köln
Meier, Artur (Ltr.)/ Böhmer, Sabrina/ Möller, Bettina/ Neuberg, Kersten 1998: Weiterbildungsnutzen – Über beabsichtigte und nicht beabsichtigte Effekte von Fortbildung und Umschulung

Metze, Ingolf 1981: Marktversagen als Problembereich der Gesundheitsökonomie – Zur Frage der Organisation des Gesundheitswesens – ,in: Robert Bosch Stiftung GmbH (Hrsg.), Beiträge zur Gesundheitsökonomie, Bd. 1. Wege zur Gesundheitsökonomie

Micheelis, Wolfgang/ Winter, Walther/ Szecenyi, Joachim 1998: Institut der Deutschen Zahnärzte (IDZ) (Hrsg.): Zahnärztliche Qualitätszirkel. Grundlagen und Ergebnisse eines Modellversuchs, Köln

Möhlmann, Harald 1989: Kommentar zu H.L. Bailit, in: Schuller/ Bergmann-Krauss/ Witt (Hrsg.), Zahnarzt im Wandel, München, Wien

Nuissl, Ekkehard 1992a: Bildungszeit. Die Entstehung einer Bildungszeit zwischen Arbeitszeit und Freizeit, in: Faulstich, Peter, u.a. (Hrsg.): Weiterbildung für die 90er Jahre: Gutachten über zukunftsorientierte Angebote, Organisationsformen und Institutionen, Weinheim,

Nuissl, Ekkehard 1992b: Lernökologie – die Bedeutung des Lernortes für das Lernen, in: Faulstich, Peter, u.a. (Hrsg.): Weiterbildung für die 90er Jahre: Gutachten über zukunftsorientierte Angebote, Organisationsformen und Institutionen, Weinheim,

Oesterreicher, Dietmar 2002: Fortbildung ohne Zwänge, in: Zahnärztliche Mitteilungen (ZM 92) 15/2002, S. 4

Ott, Bernd 1997: Grundlagen des beruflichen Lernens und Lehrens: ganzheitliches Lernen in der beruflichen Bildung, Berlin

Pfeifer, Andreas/ Schuchmann, Marco 1996: Datenanalyse mit SPSS für Windows, München

Pöggeler, Franz 1998: Formen des Vortrags, in: Grundlagen der Weiterbildung – Praxishilfen, Kap. 7.30.10.4

Prchala, Gabriele 2002: Die Abwehr von staatlichen Zwängen, in: Zahnärztliche Mitteilungen (ZM 92) 15/2002, S.34-39

Raskop, Kornelia 1998: Evaluation von Innovationen – Innovationen durch Evaluation, in: GdWZ Nr.9 1998, S.84-86

Reischmann, Jost 1997: Die Erfassung von Weiterbildungswirkungen: Probleme und Möglichkeiten in: Arnold, Rolf (Hrsg.): Qualitätssicherung in der Erwachsenenbildung, Opladen, S. 119-132

Röchner, Michael 1987: Personenspezifische Aspekte und Determinanten der Weiterbildungsteilnahme. Eine empirische Analyse eines multivarianten Modells, Frankfurt, Bern, New York ,Paris

Roth, Erwin 1993: Sozialwissenschaftliche Methoden, 3. Auflage, München

Sachverständigenrat für die Konzertierte Aktion im Gesundheitswesen 2002: Jahresgutachten 2000/2001 Bd.II, Bonn

Sachverständigenrat für die Konzertierte Aktion im Gesundheitswesen 1990: Jahresgutachten 1989, Bonn

Sachverständigenrat für die Konzertierte Aktion im Gesundheitswesen 1988: Jahresgutachten 1988, Medizinische und ökonomische Orientierung, Vorschläge der Konzertierten Aktion im Gesundheitswesen, Baden-Baden

SBG V: Sozialgesetzbuch (SBG), Fünftes Buch, Stand 1.1.2000

Schönefeld, Klaus 1991: Umfrageergebnis bestätigt: Kollegen nehmen Fortbildungsangebote an, in: Der Hessische Zahnarzt 7/91, S.341f

Schulz-Bongert, Joachim 1992: Der Weg aus dem Mittelmaß, in: Rheinisches Zahnärzteblatt 6/1992, S.14 –15

Schulz-Bongert, Joachim 1993: Nicht Fremdbestimmtheit, sondern freier Wille im Einklang mit unserem ethischen Auftrag ist Prämisse, in: Initiativkreis Umfassende Zahnheilkunde – Eröffnungsplenum des IUZ-Lehrgangs II im Kongress-Center der Düsseldorfer Messen, in: Rheinisches Zahnärzteblatt Sonderdruck Nr.8 Heft Nov.93 bis Jan.94

Schulz-Bongert, Joachim 1995: Wie ermittle und berechne ich ein leistungsgerechtes und betriebswirtschaftlich stimmiges Honorar?, in: Rheinisches Zahnärzteblatt 11/1995, S. 4-13

Schüßler, Ingeborg 2000: Deutlungslernen – Erwachsenenbildung im Modus der Deutung; eine explorative Studie zum Deutungslernen in der Erwachsenenbildung, Hohengehren

Seidel, Christoph 1983: Motive und Weiterbildungsbedarf. Zum Zusammenhang von Lernmotivation und Weiterbildungsverhalten, Opladen

Siebert, Horst 2002: Der Konstruktivismus als Pädagogische Weltanschauung, Entwurf einer konstruktivistischen Didaktik, Frankfurt/Main

Siebert, Horst 1999: Pädagogischer Konstruktivismus: eine Bilanz der Konstruktivismusdiskussion für die Bildungspraxis, Neuwied

Siebert, Horst 1992: Programmplanung als didaktisches Handeln, in: Tietgens, Hans (Hrsg.): Didaktische Dimensionen der Erwachsenenbildung, Frankfurt, S. 90-108

Siebert, Horst 1991: Lernwiderstände lerntheoretisch gesehen, in: Nuissl, E./ Siebert, H./ Weinberg, J./ Tietgens, H. (Hrsg.): Literatur- und Forschungsreport, Nr. 28 Frankfurt/Main, S. 75-81

Siebert, Horst/ Dahms, Wilhelm/ Karl, Christine 1982: Lernen und Lernprobleme in der Erwachsenenbildung, Paderborn, München, Wien, Zürich

Siebert, Horst/ Gerl, Herbert 1975: Lehr- und Lernverhalten bei Erwachsenen, Braunschweig

Sinha, Monika 1998: Qualitätsmanagement im Gesundheitswesen: die zahnmedizinische Versorgung in der gesetzlichen Krankenversicherung, Wiesbaden

Sloane, Peter F.E. 1999: Evaluation, in: Kaiser, Franz-Josef/ Pätzold, Günter (Hrsg.): Wörterbuch Berufs- und Wirtschaftspädagogik, Bad Heilbrunn, Hamburg S.187f

Tiemann, S. 1987: Die freien Berufe im Spannungsfeld öffentlich-rechtlicher Regelungen, in: Institut für freie Berufe an der Friedrich-Alexander-Universität Erlangen-Nürnberg (Hrsg.), Forschung über Freie Berufe, Jahrbuch 1985/86, Nürnberg

Tietgens, Hans/ Weinberg, Johannes 1971: Erwachsene im Feld des Lehrens und Lernens, Braunschweig

Tietgens, Hans 1992: Reflexionen zur Erwachsenenbildung, Bad Heilbrunn

Tietgens, Hans 1999: Evaluation, in: Grundlagen der Weiterbildung – Praxishilfen, Kap.6.60.30

Weidenmann, Bernd 1995: Erfolgreiche Kurse und Seminare: professionelles Lernen mit Erwachsenen, Weinheim, Basel

Weinberg, Johannes 2000: Einführung in das Studium der Erwachsenenbildung, Bad Heilbrunn

Weinberg, Johannes 1992a: Didaktische Reduktion und Rekonstruktion, in: Tietgens, Hans (Hrsg.): Didaktische Dimensionen der Erwachsenenbildung, Frankfurt

Weinberg, Johannes 1992b: Lehrende und Lernende, in: Faulstich, Peter, u.a. (Hrsg.): Weiterbildung für die 90er Jahre: Gutachten über zukunftsorientierte Angebote, Organisationsformen und Institutionen, Weinheim

Weinberg, Johannes 1991: Das Feld des Lehrens und Lernens für Erwachsene, in: Grundlagen der Weiterbildung - Praxishilfen, Kap. 5.20

Wesseler, Matthias 1999: Evaluation und Evaluationsforschung, in: Tippelt, Rudolf (Hrsg.): Handbuch der Erwachsenenbildung/Weiterbildung, Opladen

Wittwer (Hrsg.) 1999: Transfersicherung in der beruflichen Weiterbildung: empirische Befunde – Konzepte – Transferinstrumente, Frankfurt, Berlin, Bern, Bruxelles, New York, Wien

Zahnärztekammer Hessen 1999: Ergebnisse der Umfrage zur Fortbildung, in: Der Hessische Zahnarzt Nr. 1 1999

Zahnärztekammer Nordrhein , 2000: Interesse an Qualitätszahnheilkunde ungebrochen, in: Rheinisches Zahnärzteblatt 3/2000, S. 6-14

Zahnärztekammer Nordrhein 1990a: Initiativkreis Umfassende Zahnerhaltung – Sinn, Lerninhalte, Organisation, Ablauf, Aspekte, in: Skriptensammlung zu IUZ I,1990

Zahnärztekammer Nordrhein 1990b: IUZ – Initiativkreis Umfassende Zahnheilkunde – Anklang und Widerhall, in: Rheinisches Zahnärzteblatt 12/1990, S.6-8

Zahnärztekammer Nordrhein 1991: Liberalisierungskonzepte für eine bessere Zahnheilkunde, in: Rheinisches Zahnärzteblatt 8/1991, S.2-8

Berichte, Protokolle und Statistiken

AOLG (Arbeitsgemeinschaft der Obersten Landesgesundheitsbehörden) 2002: Bericht der Arbeitsgruppe gem. 74. GMK: Rezertifizierung von Ärzten oder Systematische Darlegung ärztlicher Kompetenzerhaltung

BMBF (Bundesministerium für Bildung und Forschung) 2002: Stellungnahme zum Gutachten des Sachverständigenrates der konzertierten Aktion im Gesundheitswesen „Bedarfsgerechtigkeit und Wirtschaftlichkeit"

Bundesärztekammer 2002: Das freiwillige Fortbildungszertifikat der Ärztekammern, ein Angebot der Ärztekammern zum freiwilligen Fortbildungsnachweis, Stand 12.9.2000

Bundeszahnärztekammer 2002a: Konzept der Bundeszahnärztekammer zum freiwilligen Nachweis von Fortbildung vom 29.6.2002

Bundeszahnärztekammer 2001: Rahmenvereinbarung der Bundeszahnärztekammer für eine strukturierte und zertifizierte Fortbildung vom 9./10.11.2001

Bundeszahnärztekammer/ Deutsche Gesellschaft f. Zahn-, Mund- und Kieferheilkunde/ Akademie Praxis und Wissenschaft 2002: Punktbewertung und Fortbildung

Bundeszahnärztekammer - Statistiken:

- behandelnd tätige Zahnärzte in Deutschland nach Kammerbereich und Geschlecht, Stand 31.12.2000
- Altersstruktur der behandelnd tätigen Zahnärzte, Stand 31.12.2000
- Zahnärzte für Kieferorthopädie, Stand 31.12.2000

Zahnärztekammer Hessen: Tabellarische Darstellung der Ergebnisse zur Zahnärztebefragung 1999

Anhang

Gerhard Mercator Universität Duisburg

IUZ Initiativkreis Umfassende Zahnerhaltung

Duisburg und Düsseldorf, September 2001

Sehr geehrte IUZ-Teilnehmerin, sehr geehrter IUZ-Teilnehmer,

wie Sie persönlich erfahren konnten oder im aktuell stattfindenden IUZ selbst erfahren, hat diese Veranstaltungsreihe die Fortbildungsbereitschaft der Kolleginnen und Kollegen in nie gekannter Form angesprochen.

Der Teilnehmererfolg des **Initiativkreis Umfassende Zahnerhaltung** war so groß und überraschend, dass die Auswirkungen, der Nutzen und die Impulswirkung dieser Idee auf wissenschaftliches Interesse gestoßen sind. Im Rahmen einer Promotionstudie der Universität Duisburg wird Frau Ulrike Schmid - Wirtschaftswissenschaftlerin mit zusätzlichem Schwerpunkt in der Erwachsenenbildung und praxiserfahrene Kollegenfrau - dem Erfolg des IUZ nachgehen.

Dabei bilden Ihre Interessen und Erfahrungen die Basis für eine angemessene Beurteilung der Fortbildungsreihe. Erst anhand Ihrer individuellen Einschätzung lässt sich verdeutlichen, was die Teilnahme am IUZ für die Zahnärztinnen und Zahnärzte, für ihr Praxisumfeld, für ihre Patienten und für Ihren Berufsstand bewirkt und welche Überlegungen und Impulse bei der Initiierung, Planung und Durchführung künftiger Fortbildungsprojekte Beachtung finden sollten.

Wir bitten Sie deshalb, wie alle Ihre Teilnehmerkolleginnen und -kollegen, uns bei der Auswertung des für den Berufsstand wichtigen Pilotprojektes IUZ durch eine breite Beteiligung zu unterstützen. Bitte senden Sie den vorbereiteten Fragebogen mit Ihrer Bewertung ohne Angabe Ihres Namens zurück.

Die Ergebnisse der Befragung werden wir Ihnen selbstverständlich zur Verfügung stellen, wobei die Abwicklung des Schriftverkehrs aus Gründen der Datensicherheit ausschließlich über das Karl-Häupl-Institut erfolgt.

Herzlichen Dank für Ihre Mithilfe, die es möglich macht die Erfahrungen aus zehn Jahren IUZ, Hunderten von Veranstaltungsabenden, mit weit mehr als hundert Referenten und unzähligen Diskussionen zukunftsweisend zu nutzen.

Dr. Joachim Schulz-Bongert
Ehrenpräsident der Zahnärztekammer Nordrhein

Prof. Dr. Rolf Dobischat
Gerhard-Mercator Universität Duisburg
Fachgebiet Wirtschaftspädagogik

Dr. Peter Engel
Präsident der Zahnärztekammer Nordrhein

Fragebogen zur Untersuchung des

INITIATIVKREIS UMFASSENDE ZAHNERHALTUNG - IUZ

Gerhard Mercator Universität Duisburg

IUZ

A. Teilnahme am IUZ

1. Ich habe teilgenommen/nehme teil am IUZ-Zyklus

☐ 1990 - 1992 ☐ 1993 - 1995 ☐ 1996 - 1998 ☐ 2000 - 2002

2. Ich habe den Seminarzyklus vorzeitig abgebrochen

☐ nein

☐ ja, 1990 - 1992 ☐ ja, 1993 - 1995 ☐ ja, 1996 - 1998 ☐ ja, 2000 - 2002

B. Beweggründe und Erwartungen vor der Teilnahme am IUZ

1. Ich nahm/nehme am IUZ teil, weil...

	sehr wichtig	wichtig	weniger wichtig	unwichtig
... ich mir einen aktuellen Überblick über die Themen der zahnärztlichen Praxis verschaffen wollte.	☐	☐	☐	☐
... ich eine Orientierungshilfe für meine künftigen weitergehenden Fortbildungsaktivitäten bekommen wollte.	☐	☐	☐	☐
... ich dort auf viele renomierte Referenten treffe.	☐	☐	☐	☐
... ich die Fortbildungskosten für diese Maßnahmen besonders günstig finde.	☐	☐	☐	☐
... ich das Fortbildungsinstitut gut erreichen kann.	☐	☐	☐	☐
... ich durch die angebotenen Abendveranstaltungen nur geringe Ausfallzeiten in der Praxis habe.	☐	☐	☐	☐
... ich für meine Patienten optimalere Behandlungsvoraussetzungen und -möglichkeiten schaffen wollte.	☐	☐	☐	☐
... ich den Erfahrungsaustausch suche.	☐	☐	☐	☐
... viele meiner Kollegen teilnehmen/ teilgenommen haben.	☐	☐	☐	☐
... ich hier die Möglichkeit sehe, an einer Verbesserung des Ansehens der Zahnärzte als qualitätsbestrebte Berufsgruppe in Politik und Gesellschaft mitzuwirken.	☐	☐	☐	☐
____________ ... ich ____________	☐	☐	☐	☐

1

2. Für mich persönlich erwartete/erwarte ich von der Teilnahme am IUZ, dass...

	sehr wichtig	wichtig	weniger wichtig	unwichtig
... ich meine fachlichen Kenntnisse und Fähigkeiten verbessern und so „den Anschluss halten" kann.	❑	❑	❑	❑
... ich interessante und anspruchsvolle Tätigkeitsgebiete auf- bzw. ausbauen kann.	❑	❑	❑	❑
... meine persönliche Lernbereitschaft neu herausgefordert wird.	❑	❑	❑	❑
... sich meine wirtschaftliche Situation durch den Ausbau des beruflichen Know-Hows positiv entwickelt.	❑	❑	❑	❑
... ich mein zahnärztliches Image verbessern kann.	❑	❑	❑	❑
... ich meine Persönlichkeit als Zahnarzt ausbauen kann.	❑	❑	❑	❑
... ich meine Arbeitszufriedenheit verbessern kann.	❑	❑	❑	❑
... ich ____________________ ____________________ ____________________	❑	❑	❑	❑

C. Fortbildungsaktivitäten vor der Teilnahme am IUZ

1. In den letzten 3 Jahren vor der Teilnahme am IUZ habe ich folgende Fortbildungsveranstaltungen besucht:

Informelle Veranstaltungen wie Messen, Ausstellungen und Informationsveranstaltungen	❑ < 3	❑ 4 bis 6	❑ 7 bis 9	❑ > 9
Fachlich qualifizierende Veranstaltungen	❑ < 3	❑ 4 bis 6	❑ 7 bis 9	❑ > 9

Themenschwerpunkt (Mehrfachnennungen möglich)

Politik	❑	Parodontologie	❑
Praxismanagement	❑	Implantologie	❑
Befunderhebung	❑	restaurative ZHK/ Prothetik	❑
Funktionstherapie	❑	Prävention	❑
Endodontie	❑	KFO	❑
Füllungstherapie	❑	Kinder ZHK	❑
Chirurgie	❑	sonstige	❑

D. Beurteilung des IUZ - Struktur/Professionalität

1. Themenauswahl - Relevanz und Darstellung der ausgewählten Themen nach Sachgebieten

bitte bewerten Sie nach dem Schulnotensystem mit 1 (sehr gut) bis 6 (ungenügend)

	Relevanz der ausgewählten Themen im Bereich	Qualität der Präsentationen im Bereich	Auswirkung auf den Ausbau meiner Kenntnisse und Fähigkeiten im Bereich
Politik	○	○	○
Praxismanagement	○	○	○
Befunderhebung	○	○	○
Funktionstherapie	○	○	○
Endodontie	○	○	○
Füllungstherapie	○	○	○
Chirurgie	○	○	○
Parodontologie	○	○	○
Implantologie	○	○	○
restaurative ZHK/Prothetik	○	○	○
Prävention	○	○	○
KFO	○	○	○
Kinder ZHK	○	○	○
Komplementärgebiete (Zahntechnik, Foto, Arbeitsergonomie, etc.)	○	○	○

Die Themenauswahl ermöglichte die Vermittlung eines umfassenden zahnärztlichen Konzepts.

voll und ganz ☐ weitgehend ☐ ansatzweise ☐ gar nicht ☐

bitte bewerten Sie Ihren Gesamteindruck nach dem Schulnotensystem mit 1 (sehr gut) bis 6 (ungenügend)

fachliche Kompetenz

War das Fachwissen der Referenten fundiert, aktuell, richtungweisend usw.?

1 2 3 4 5 6

didaktische Kompetenz

Wie waren die Vertragsinhalte zusammengestellt? Waren die fachwissenschaftlichen Erkenntnisse und die Informationsbedürfnisse der Teilnehmer gezielt, systematisch und kommunikativ aufeinander abgestimmt?

1 2 3 4 5 6

methodische Kompetenz

Wie beurteilen Sie die Art und Weise der Wissensvermittlung, d.h. die gewählten Vortrags- und Aktionsformen und die Heranführung an komplexe Sachverhalte?

1 2 3 4 5 6

kommunikative Kompetenz

War die Darstellung der Themen verständlich, prägnant und aussagekräftig?

1 2 3 4 5 6

Medienkompetenz

Konnten die eingesetzten Medien die Wissensvermittlung unterstützen?

soziale Kompetenz

Waren die Referenten kooperativ, gingen sie auf individuelle Fragestellungen ein?

1 2 3 4 5 6

Skripte

Beurteilen Sie die zur Verfügung gestellten Skripte im Hinblick auf ihre Übersichtlichkeit, Aussagekraft und Nutzbarkeit in der Praxis.

1 2 3 4 5 6

E. Umsetzung der IUZ-Inhalte in den Praxisalltag

1. Die beim IUZ gewonnenen Kenntnisse konnte ich im Praxisalltag umsetzen:

	sofort	nicht sofort	gar nicht
Politik	❑	❑	❑
Praxismanagement	❑	❑	❑
Befunderhebung	❑	❑	❑
Funktionstherapie	❑	❑	❑
Endodontie	❑	❑	❑
Füllungstherapie	❑	❑	❑
Chirurgie	❑	❑	❑
Parodontologie	❑	❑	❑
Implantologie	❑	❑	❑
restaurative ZHK/Prothetik	❑	❑	❑
Prävention	❑	❑	❑
KFO	❑	❑	❑
Kinder ZHK	❑	❑	❑

2. Die Umsetzung der IUZ-Erkenntnisse in meiner Praxis wurden/werden behindert da...

	erheblich	deutlich	wenig	nicht nennenswert
... die Inhalte des IUZ zu theoretisch und praxisfern sind.	❑	❑	❑	❑
... bei der Einführung in den Praxisalltag hohe Kosten für Material, Personalschulung, Instrumente, Organisationserfordernisse usw. anfallen.	❑	❑	❑	❑
... ich keine Patientenklientel habe, die für qualitativ hochwertige Zahnmedizin aufgeschlossen ist und ein höheres Qualitätsniveau auch honoriert.	❑	❑	❑	❑
... meinem Team und mir für die praktische Umsetzung noch fachliche und/oder persönliche Voraussetzungen fehlen, die wir durch Strukturveränderungen in der Praxis und durch zusätzliche Fortbildung schaffen müssten.	❑	❑	❑	❑
... die Strukturen in der Praxis eingespielt sind und es sehr mühsam ist, größere Änderungen durchzusetzen.	❑	❑	❑	❑

F. Beurteilung des IUZ – individuelle Einschätzung des Nutzens nach der Teilnahme

1. Inwieweit konnten Ihre persönlichen Ziele und Erwartungen durch die Teilnahme am IUZ erfüllt werden?

	in hohem Ausmaß	in deutlichem Ausmaß	in geringem Ausmaß	keine Auswirkung
Ich konnte meine zahnärztlichen Kenntnisse und Fähigkeiten verbessern und so „den Anschluss" halten.	❑	❑	❑	❑
Ich konnte meine berufliche Leistungsfähigkeit verbessern.	❑	❑	❑	❑
Ich konnte interessante und anspruchsvolle Tätigkeitsgebiete auf- bzw. ausbauen.	❑	❑	❑	❑
Meine persönliche Lernbereitschaft wurde neu herausgefordert.	❑	❑	❑	❑
Meine wirtschaftliche Situation hat sich durch den Ausbau des beruflichen Know-Hows positiv entwickelt.	❑	❑	❑	❑
Ich konnte die Behandlungsvoraussetzungen und -möglichkeiten für die Patienten in meiner Praxis verbessern.	❑	❑	❑	❑
Ich konnte mein zahnärztliches Image verbessern.	❑	❑	❑	❑
Ich konnte meine Persönlichkeit als Zahnarzt ausbauen.	❑	❑	❑	❑
Ich konnte meine Arbeitszufriedenheit verbessern.	❑	❑	❑	❑
______________________________	❑	❑	❑	❑

2. Inwieweit profitiert Ihr Praxisumfeld von Ihren IUZ-Erfahrungen?

	in hohem Ausmaß	in deutlichem Ausmaß	in geringem Ausmaß	keine Auswirkung
durch ein verbessertes Praxiskonzept	❑	❑	❑	❑
durch eine Verbesserung des Qualitätsniveaus	❑	❑	❑	❑
durch eine Ausweitung des Leistungsspektrums	❑	❑	❑	❑
durch die Anregung der MitarbeiterInnen zu weitergehender Aus- und Fortbildung	❑	❑	❑	❑
durch Auf- und Ausbau eines interessanten, qualitätsorientierten Patientenklientels	❑	❑	❑	❑
durch eine positive Entwicklung des betriebswirtschaftlichen Ergebnisses	❑	❑	❑	❑

3. Entwicklung des Anteils außervertraglicher Leistungen/Privatleistungen an meinem Gesamtumsatz

vor der IUZ-Teilnahme	nach der IUZ-Teilnahme
☐ < 10 %	☐ < 10 %
☐ 10-30 %	☐ 10-30 %
☐ 31-50 %	☐ 31-50 %
☐ 51-70 %	☐ 51-70 %
☐ > 70 %	☐ > 70 %

☐ Ich arbeite ausschließlich als Privatbehandler

G. Auswirkungen auf die Fortbildungsaktivitäten

1. Seit der Teilnahme am IUZ habe ich folgende Fortbildungsveranstaltungen besucht:

Informelle Veranstaltungen wie Messen, Ausstellungen und Informationsveranstaltungen	☐ < 3	☐ 4 bis 6	☐ 7 bis 9	☐ > 9
Fachlich qualifizierende Veranstaltungen	☐ < 3	☐ 4 bis 6	☐ 7 bis 9	☐ > 9

Ausbau der Aktivitäten im Bereich (Mehrfachnennungen möglich)

Politik	☐	Parodontologie	☐
Praxismanagement	☐	Implantologie	☐
Befunderhebung	☐	restaurative ZHK/ Prothetik	☐
Funktionstherapie	☐	Prävention	☐
Endodontie	☐	KFO	☐
Füllungstherapie	☐	Kinder ZHK	☐
Chirurgie	☐	sonstige	☐

2. Mitarbeit in anderen Fortbildungskonzepten

	regelmäßig	selten	nie
Zahnärztestammtisch	☐	☐	☐
regionaler Initiativkreis/Arbeitskreis	☐	☐	☐
Studiengruppe	☐	☐	☐
Qualitätszirkel	☐	☐	☐
Zertifikatfortbildung für einen zahnärztlichen Interessenschwerpunkt	☐	☐	☐
sonstige Fortbildungen der Kammern	☐	☐	☐
sonstige Fortbildungen anderer Träger	☐	☐	☐

3. Meine künftig vorrangigen Fortbildungsinteressen:

(Mehrfachnennungen möglich)

Fortbildungen zu aktuellen Entwicklungen in der Zahnmedizin	❑
Fortbildungen zur Festigung und zum Ausbau meiner Kenntnisse und Fertigkeiten in verschiedenen Teilgebieten	❑
spezielle Fortbildungen zur Erlangung von Zertifikaten für ein oder mehrere zahnärztliche Interessenschwerpunkte	❑
praktische Übungen zum Training meiner Fertigkeiten	❑
eine vollständige oder teilweise Wiederholung des IUZ von Zeit zu Zeit	❑
Marketing, Persönlichkeitstraining	❑
Fortbildungen zum Praxismanagement	❑
Fortbildungen zur Berufspolitik	❑

F. Zur Person

1. Alter?

❑ jünger als 35 ❑ 35-45 ❑ 46-55 ❑ älter als 55

2. Geschlecht?

❑ weiblich ❑ männlich

3. Studienorte?

_______________ _______________ _______________

4. Jahr Ihrer Approbation?

19____ / 20____

5. Jahr Ihrer Niederlassung?

❑ Ich bin niedergelassen seit 19 ____/ 20 ____. ❑ Ich bin nicht niedergelassen.

Sehr geehrte IUZ-Teilnehmerin, sehr geehrter IUZ-Teilnehmer,

ohne Ihre Mitwirkung können Auswirkungen, Nutzen und Impulse von Fortbildungen - hier speziell des IUZ - nicht ermittelt werden. Mit Ihrer Unterstützung erhalten wir jedoch die nötigen Hinweise, um Ihre Interessen und Erfahrungen künftig stärker zu berücksichtigen, positive Effekte intensiver zu nutzen und negativen Auswirkungen entgegenzuarbeiten.

Wir freuen uns, dass wir Ihr Interesse wecken konnten und danken Ihnen, dass Sie sich die Zeit genommen haben, diesen Fragebogen zu beantworten.

Peter Lang · Europäischer Verlag der Wissenschaften

Karin Wittneben

Pflegekonzepte in der Weiterbildung für Pflegelehrerinnen und Pflegelehrer

Frankfurt am Main, Berlin, Bern, Bruxelles, New York, Oxford, Wien,
5., neubearbeitete Auflage 2003. XVI, 316 S., 9 Abb.
Europäische Hochschulschriften: Reihe 11, Pädagogik. Bd. 473
ISBN 3-631-50270-2 · br. € 35.00*

Die 1. bis 4. Auflage erschien unter dem Titel *Pflegekonzepte in der Weiterbildung zur Pflegekraft.*

Im ersten und zweiten Teil erfolgt die pflegetheoretische Fundierung einer Pflegedidaktik anhand des von der Verfasserin entwickelten „Modells der multidimensionalen Patientenorientierung". Dieses pflegetheoretische Fundament wird im dritten Teil mit der bildungstheoretisch fundierten kritisch-konstruktiven Didaktik zu einer kritisch-konstruktiven Pflegedidaktik verknüpft. Der vierte, unmittelbar zeitnahe Teil enthält eine systematisch ausgearbeitete Überleitung zu einer kritisch-konstruktiven Pflegelernfelddidaktik. Diese knüpft an das in der Berufs- und Wirtschaftspädagogik aktuell breit diskutierte Lernfeldkonzept an und macht es erstmalig für die Pflegeberufspädagogik fruchtbar. Grundlegende Ausführungen zur Handlungsorientierung auf der Ziel-, Inhalts- und Vermittlungsebene geben konkrete Hinweise für eine pflegehandlungsbezogene und pflegelernfeldorientierte Lehrplanentwicklung.

Aus dem Inhalt: Krankheitsorientierung in der Patientenorientierung · Verhaltensbezogene Patientenorientierung · Handlungsorientierte Patientenorientierung · Fachdidaktik der Krankenpflege · Pflegebegriffe in der beruflichen Weiterbildung · Pflegedidaktik · Handlungs- und lernfeldorientierte Pflegedidaktik

Kolibri 360 GmbH
Ferdinand-Jühlke-Straße 7
99095 Erfurt, Deutschland
produktsicherheit@kolibri360.de

Druck:
CPI Druckdienstleistungen GmbH
im Auftrag der
Kolibri 360 GmbH
Ferdinand-Jühlke-Str. 7
99095 Erfurt